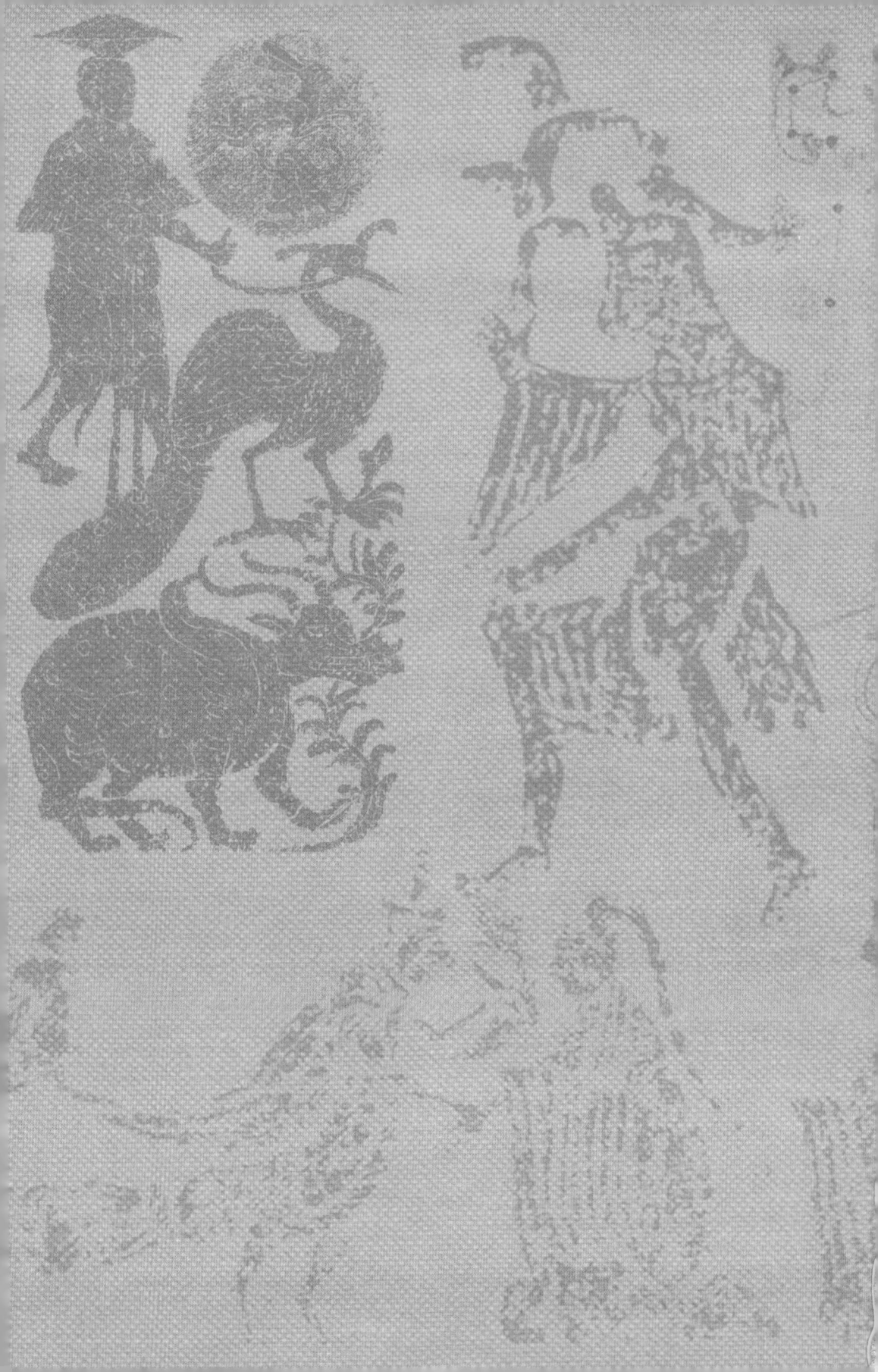

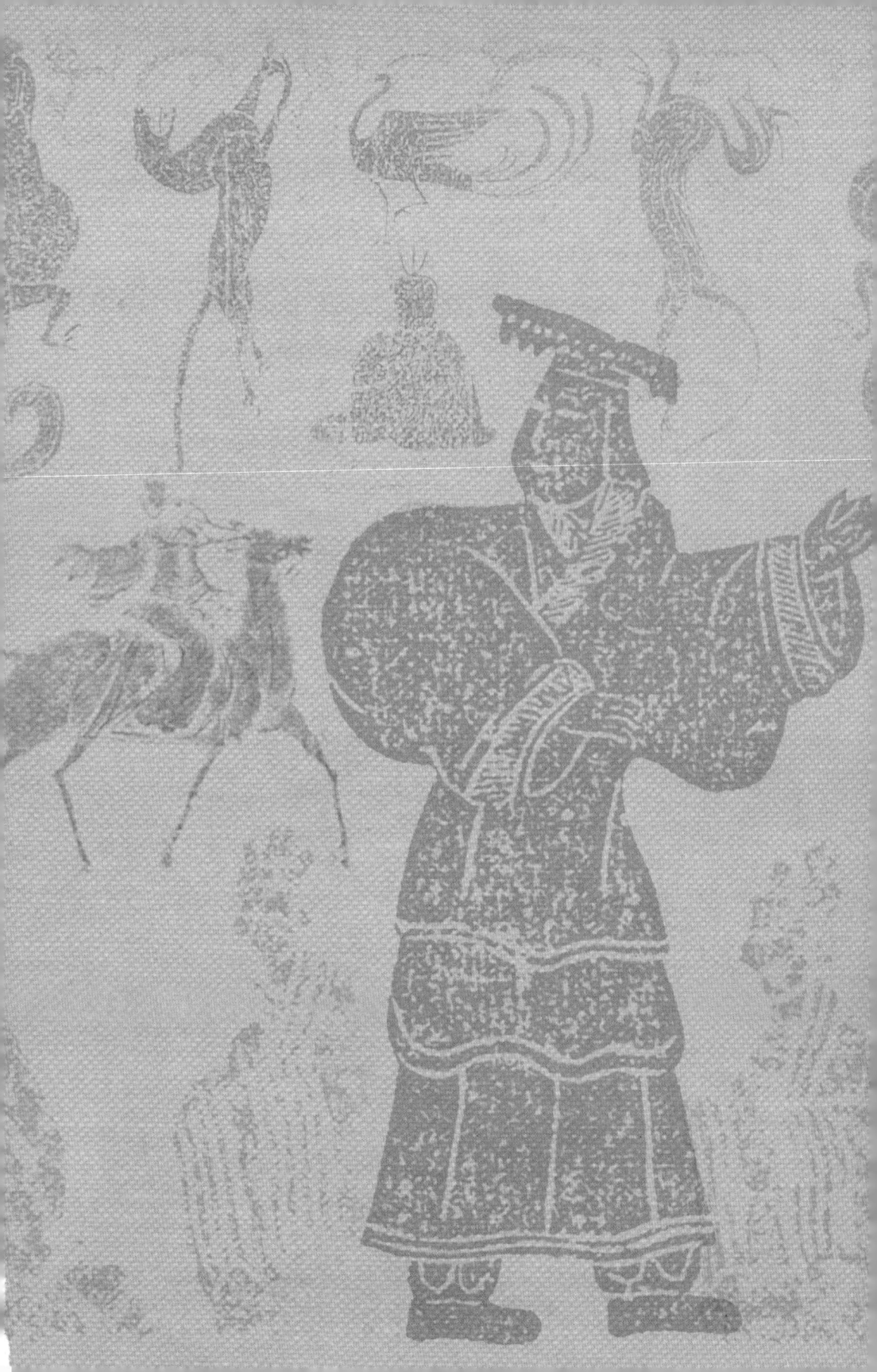

中国古医籍整理丛书

活 幼 口 议

元·演山省翁　著

陈玉鹏　校注

中国中医药出版社

·北 京·

图书在版编目（CIP）数据

活幼口议 /（元）演山省翁著；陈玉鹏校注. —北京：
中国中医药出版社，2015.1（2025.11 重印）
（中国古医籍整理丛书）
ISBN 978-7-5132-2142-9

Ⅰ.①活…　Ⅱ.①演… ②陈…　Ⅲ.①中医儿科学-
中国-元代　Ⅳ.①R272

中国版本图书馆 CIP 数据核字（2014）第 273452 号

中国中医药出版社出版

北京经济技术开发区科创十三街 31 号院二区 8 号楼
邮政编码　100176
传真　010-64405721
北京盛通印刷股份有限公司印刷
各地新华书店经销

开本 710×1000　1/16　印张 13.5　字数 140 千字
2015 年 1 月第 1 版　2025 年 11 月第 3 次印刷
书号　ISBN 978-7-5132-2142-9

定价　39.00 元
网址　www.cptcm.com

服 务 热 线　010-64405510
购 书 热 线　010-89535836
维 权 打 假　010-64405753

微信服务号　zgzyycbs
微商城网址　https://kdt.im/LIdUGr
官 方 微 博　http://e.weibo.com/cptcm
天猫旗舰店网址　https://zgzyycbs.tmall.com

如有印装质量问题请与本社出版部联系（010-64405510）

国家中医药管理局
中医药古籍保护与利用能力建设项目
组织工作委员会

主 任 委 员 王国强

副 主 任 委 员 王志勇　李大宁

执 行 主 任 委 员 曹洪欣　苏钢强　王国辰　欧阳兵

执行副主任委员 李昱　武东　李秀明　张成博

委　　　　员

各省市项目组分管领导和主要专家

　（山东省）武继彪　欧阳兵　张成博　贾青顺

　（江苏省）吴勉华　周仲瑛　段金廒　胡烈

　（上海市）张怀琼　季光　严世芸　段逸山

　（福建省）阮诗玮　陈立典　李灿东　纪立金

　（浙江省）徐伟伟　范永升　柴可群　盛增秀

　（陕西省）黄立勋　呼燕　魏少阳　苏荣彪

　（河南省）夏祖昌　刘文第　韩新峰　许敬生

　（辽宁省）杨关林　康廷国　石岩　李德新

　（四川省）杨殿兴　梁繁荣　余曙光　张毅

各项目组负责人

　王振国（山东省）　王旭东（江苏省）　张如青（上海市）

　李灿东（福建省）　陈勇毅（浙江省）　焦振廉（陕西省）

　蔡永敏（河南省）　鞠宝兆（辽宁省）　和中浚（四川省）

前 言

中医药古籍是传承中华优秀文化的重要载体，也是中医学传承数千年的知识宝库，凝聚着中华民族特有的精神价值、思维方法、生命理论和医疗经验，不仅对于传承中医学术具有重要的历史价值，更是现代中医药科技创新和学术进步的源头和根基。保护和利用好中医药古籍，是弘扬中国优秀传统文化、传承中医学术的必由之路，事关中医药事业发展全局。

1949 年以来，在政府的大力支持和推动下，开展了系统的中医药古籍整理研究。1958 年，国务院科学规划委员会古籍整理出版规划小组在北京成立，负责指导全国的古籍整理出版工作。1982 年，国务院古籍整理出版规划小组召开全国古籍整理出版规划会议，制定了《古籍整理出版规划（1982—1990）》，卫生部先后下达了两批 200 余种中医古籍整理任务，掀起了中医古籍整理研究的新高潮，对中医文化与学术的弘扬、传承和发展，发挥了极其重要的作用，产生了不可估量的深远影响。

2007 年《国务院办公厅关于进一步加强古籍保护工作的意见》明确提出进一步加强古籍整理、出版和研究利用，以及

"保护为主、抢救第一、合理利用、加强管理"的方针。2009年《国务院关于扶持和促进中医药事业发展的若干意见》指出，要"开展中医药古籍普查登记，建立综合信息数据库和珍贵古籍名录，加强整理、出版、研究和利用"。《中医药创新发展规划纲要（2006—2020）》强调继承与创新并重，推动中医药传承与创新发展。

2003~2010年，国家财政多次立项支持中国中医科学院开展针对性中医药古籍抢救保护工作，在中国中医科学院图书馆设立全国唯一的行业古籍保护中心，影印抢救濒危珍本、孤本中医古籍1640余种；整理发布《中国中医古籍总目》；遴选351种孤本收入《中医古籍孤本大全》影印出版；开展了海外中医古籍目录调研和孤本回归工作，收集了11个国家和2个地区137个图书馆的240余种书目，基本摸清流失海外的中医古籍现状，确定国内失传的中医药古籍共有220种，复制出版海外所藏中医药古籍133种。2010年，国家财政部、国家中医药管理局设立"中医药古籍保护与利用能力建设项目"，资助整理400余种中医药古籍，并着眼于加强中医药古籍保护和研究机构建设，培养中医古籍整理研究的后备人才，全面提高中医药古籍保护与利用能力。

在此，国家中医药管理局成立了中医药古籍保护和利用专家组和项目办公室，专家组负责项目指导、咨询、质量把关，项目办公室负责实施过程的统筹协调。专家组成员对古籍整理研究具有丰富的经验，有的专家从事古籍整理研究长达70余年，深知中医药古籍整理研究的重要性、艰巨性与复杂性，履行职责认真务实。专家组从书目确定、版本选择、点校、注释等各方面，为项目实施提供了强有力的专业指导。老一辈专家的学术水平和智慧，是项目成功的重要保证。项目承担单位山东中医药大学、南京中医药大学、上海中医药大学、福建中医药大学、浙江省中医药研究院、陕西省中医药研究院、河南省中医药研究院、辽宁中医药大学、成都中医药大学及所在省市中医药管理部门精心组织，充分发挥区域间互补协作的优势，并得到承担项目出版工作的中国中医药出版社大力配合，全面推进中医药古籍保护与利用网络体系的构建和人才队伍建设，使一批有志于中医学术传承与古籍整理工作的人才凝聚在一起，研究队伍日益壮大，研究水平不断提高。

本着"抢救、保护、发掘、利用"的理念，该项目重点选择近60年未曾出版的重要古医籍，综合考虑所选古籍的保护价值、学术价值和实用价值。400余种中医药古籍涵盖了医经、基础理论、诊法、伤寒金匮、温病、本草、方书、内科、外科、女科、儿科、伤科、眼科、咽喉口齿、针灸推拿、养生、医案医话医论、医史、临证综合等门类，跨越唐、宋、金元、明以迄清末。全部古籍均按照项目办公室组织完成的行业标准《中医古籍整理规范》及《中医药古籍整理细则》进行整理校注，绝大多数中医药古籍是第一次校注出版，一批孤本、稿本、抄本更是首次整理面世。对一些重要学术问题的研究成果，则集中收录于各书的"校注说明"或"校注后记"中。

"既出书又出人"是本项目追求的目标。近年来，中医药古籍整理工作形势严峻，老一辈逐渐退出，新一代普遍存在整理研究古籍的经验不足、专业思想不坚定等问题，使中医古籍整理面临人才流失严重、青黄不接的局面。通过本项目实施，搭建平台，完善机制，培养队伍，提升能力，经过近5年的建设，锻炼了一批优秀人才，老中青三代齐聚一堂，有效地稳定了研究队伍，为中医药古籍整理工作的开展和中医文化与学术的传承提供必备的知识和人才储备。

本项目的实施与《中国古医籍整理丛书》的出版，对于加强中医药古籍文献研究队伍建设、建立古籍研究平台，提高古籍整理水平均具有积极的推动作用，对弘扬我国优秀传统文化，推进中医药继承创新，进一步发挥中医药服务民众的养生保健与防病治病作用将产生深远影响。

第九届、第十届全国人大常委会副委员长许嘉璐先生，国家卫生计生委副主任、国家中医药管理局局长、中华中医药学会会长王国强先生，我国著名医史文献专家、中国中医科学院马继兴先生在百忙之中为丛书作序，我们深表敬意和感谢。

由于参与校注整理工作的人员较多，水平不一，诸多方面尚未臻完善，希望专家、读者不吝赐教。

国家中医药管理局中医药古籍保护与利用能力建设项目办公室
二〇一四年十二月

许 序

"中医"之名立，迄今不逾百年，所以冠以"中"字者，以别于"洋"与"西"也。慎思之，明辨之，斯名之出，无奈耳，或亦时人不甘泯没而特标其犹在之举也。

前此，祖传医术（今世方称为"学"）绵延数千载，救民无数；华夏屡遭时疫，皆仰之以度困厄。中华民族之未如印第安遭染殖民者所携疾病而族灭者，中医之功也。

医兴则国兴，国强则医强。百年运衰，岂但国土肢解，五千年文明亦不得全，非遭泯灭，即蒙冤扭曲。西方医学以其捷便速效，始则为传教之利器，继则以"科学"之冕畅行于中华。中医虽为内外所夹击，斥之为蒙昧，为伪医，然四亿同胞衣食不保，得获西医之益者甚寡，中医犹为人民之所赖。虽然，中国医学日益陵替，乃不可免，势使之然也。呜呼！覆巢之下安有完卵？

嗣后，国家新生，中医旋即得以重振，与西医并举，探寻结合之路。今也，中华诸多文化，自民俗、礼仪、工艺、戏曲、历史、文学，以至伦理、信仰，皆渐复起，中国医学之兴乃属必然。

迄今中医犹为国家医疗系统之辅，城市尤甚。何哉？盖一则西医赖声、光、电技术而于 20 世纪发展极速，中医则难见其进。二则国人惊羡西医之"立竿见影"，遂以为其事事胜于中医。然西医已自觉将入绝境：其若干医法正负效应相若，甚或负远逾于正；研究医理者，渐知人乃一整体，心、身非如中世纪所认定为二对立物，且人体亦非宇宙之中心，仅为其一小单位，与宇宙万象万物息息相关。认识至此，其已向中国医学之理念"靠拢"矣，虽彼未必知中国医学何如也。唯其不知中国医理何如，纯由其实践而有所悟，益以证中国之认识人体不为伪，亦不为玄虚。然国人知此趋向者，几人？

国医欲再现宋明清高峰，成国中主流医学，则一须继承，一须创新。继承则必深研原典，激清汰浊，复吸纳西医及我藏、蒙、维、回、苗、彝诸民族医术之精华；创新之道，在于今之科技，既用其器，亦参照其道，反思己之医理，审问之，笃行之，深化之，普之，于普及中认知人体及环境古今之异，以建成当代国医理论。欲达于斯境，或需百年欤？予恐西医既已醒悟，若加力吸收中医精粹，促中医西医深度结合，形成 21 世纪之新医学，届时"制高点"将在何方？国人于此转折之机，能不忧虑而奋力乎？

予所谓深研之原典，非指一二习见之书、千古权威之作；就医界整体言之，所传所承自应为医籍之全部。盖后世名医所著，乃其秉诸前人所述，总结终生行医用药经验所得，自当已成今世、后世之要籍。

盛世修典，信然。盖典籍得修，方可言传言承。虽前此 50 余载已启医籍整理、出版之役，惜旋即中辍。阅 20 载再兴整理、出版之潮，世所罕见之要籍千余部陆续问世，洋洋大观。

今复有"中医药古籍保护与利用能力建设"之工程，集九省市专家，历经五载，董理出版自唐迄清医籍，都400余种，凡中医之基础医理、伤寒、温病及各科诊治、医案医话、推拿本草，俱涵盖之。

噫！璐既知此，能不胜其悦乎？汇集刻印医籍，自古有之，然孰与今世之盛且精也！自今而后，中国医家及患者，得览斯典，当于前人益敬而畏之矣。中华民族之屡经灾难而益蕃，乃至未来之永续，端赖之也，自今以往岂可不后出转精乎？典籍既蜂出矣，余则有望于来者。

谨序。

第九届、十届全国人大常委会副委员长

许嘉璐

二〇一四年冬

王 序

　　中医学是中华民族在长期生产生活实践中，在与疾病作斗争中逐步形成并不断丰富发展的医学科学，是中国古代科学的瑰宝，为中华民族的繁衍昌盛作出了巨大贡献，对世界文明进步产生了积极影响。时至今日，中医学作为我国医学的特色和重要医药卫生资源，与西医学相互补充、相互促进、协调发展，共同担负着维护和促进人民健康的任务，已成为我国医药卫生事业的重要特征和显著优势。

　　中医药古籍在存世的中华古籍中占有相当重要的比重，不仅是中医学术传承数千年最为重要的知识载体，也是中医为中华民族繁衍昌盛发挥重要作用的历史见证。中医药典籍不仅承载着中医的学术经验，而且蕴含着中华民族优秀的思想文化，凝聚着中华民族的聪明智慧，是祖先留给我们的宝贵物质财富和精神财富。加强对中医药古籍的保护与利用，既是中医学发展的需要，也是传承中华文化的迫切要求，更是历史赋予我们的责任。

　　2010 年，国家中医药管理局启动了中医药古籍保护与利用能力建设项目。这既是传承中医药的重要工程，也是弘扬优秀民族文化的重要举措，不仅能够全面推进中医药的有效继承和创新发展，为维护人民健康做出贡献，也能够彰显中华民族的璀璨文化，为实现中华民族伟大复兴的中国梦作出贡献。

相信这项工作一定能造福当今，嘉惠后世，福泽绵长。

国家卫生与计划生育委员会副主任

国家中医药管理局局长

中华中医药学会会长

王国强

二〇一四年十二月

马 序

新中国成立以来，党和国家高度重视中医药事业发展，重视古籍的保护、整理和研究工作。自 1958 年始，国务院先后成立了三届古籍整理出版规划小组，分别由齐燕铭、李一氓、匡亚明担任组长，主持制订了《整理和出版古籍十年规划（1962—1972）》《古籍整理出版规划（1982—1990）》《中国古籍整理出版十年规划和"八五"计划（1991—2000）》等，而第三次规划中医药古籍整理即纳入其中。1982 年 9 月，卫生部下发《1982—1990 年中医古籍整理出版规划》，1983 年 1 月，保证了中医古籍整理出版办公室正式成立，中医古籍整理出版规划的实施。2002 年 2 月，《国家古籍整理出版"十五"（2001—2005）重点规划》经新闻出版署和全国古籍整理出版规划领导小组批准，颁布实施。其后，又陆续制定了国家古籍整理出版"十一五"和"十二五"重点规划。国家财政多次立项支持中国中医科学院开展针对性中医药古籍抢救保护工作，文化部在中国中医科学院图书馆专门设立全国唯一的行业古籍保护中心，国家先后投入中医药古籍保护专项经费超过 3000 万元，影印抢救濒危珍、善、孤本中医古籍 1640 余种，开展了海外中医古籍目录调研和孤本回归工作。2010 年，国家财政部、国家中医药管理局安排国家公共卫生专项资金，设立了"中医药古籍保护与利用能力建设项目"，这是继 1982～1986 年第一批、第二批重要中医药古籍整理之后的又一次大规模古籍整理工程，重点整理新中国成立后未曾出版的重要古籍，目标是形成并普及规范的通行本、传世本。

为保证项目的顺利实施，项目组特别成立了专家组，承担咨询和技术指导，以及古籍出版之前的审定工作。专家组中的许多成员虽逾古稀之年，但老骥伏枥，孜孜不倦，不仅对项目进行宏观指导和质量把关，更重要的是通过古籍整理，以老带新，言传身教，培养一批中医药古籍整理研究的后备人才，促进了中医药古籍保护和研究机构建设，全面提升了我国中医药古籍保护与利用能力。

作为项目组顾问之一，我深感中医药古籍保护、抢救与整理工作的重要性和紧迫性，也深知传承中医药古籍整理经验任重而道远。令人欣慰的是，在项目实施过程中，我看到了老中青三代的紧密衔接，看到了大家的坚持和努力，看到了年轻一代的成长。相信中医药古籍整理工作的将来会越来越好，中医药学的发展会越来越好。

欣喜之余，以是为序。

中国中医科学院研究员

马继兴

二〇一四年十二月

校注说明

　　《活幼口议》为元代演山省翁所著。演山省翁,生卒年不详,出生于江南一带儿科世医之家,已传四代,曾游学三年,遇高明医家指点医理,授秘传方药,熟悉历代儿科名著验方,精于幼科诊疗,其主要著作为《活幼口议》。

　　《活幼口议》对小儿生理病理、色脉证治、胎中受病、惊风痰热等方面论述详尽,用药有独到之处,并强调产前调摄、产后鞠育,用药反对滥用金石、脑、麝之品,补前人之不足,为后世儿科临床所遵循。本书有较高的临床指导价值,但问世后未能广泛流传。现存主要有两种较为完整的传本:一是明嘉靖二十四年(1545)叶氏作德堂本,一是日本文政庚辰年(1820)皮纸抄本。中华医学会上海分会图书馆藏有明代抄本,与明刻本同出一源,部分卷次有大段脱文。

　　本次校注以明嘉靖二十四年(1545)叶氏作德堂本为底本;以中华医学会上海分会图书馆明代抄本(以下简称"明抄本")、1985年中医古籍出版社"中医珍本丛书"中影印日本皮纸抄本(以下简称"日抄本")为主校本;以1979年人民卫生出版社出版的《医方类聚》排印本(以下简称"类聚本")为参校本。

　　本书校注原则:

　　1. 凡底本中因写刻致误之明显错字予以径改。俗写字、异体字、古今字,以通用字前后律齐,不出校。通假字不予改正,一律出校注说明。

　　2. 凡底本误文、脱文、衍文之处,根据校本进行补正均出校说明。

3. 书中部分难字、生僻字作注音与释义。书中药名根据中药现行名称适当加以规范。

4. 书中凡以"右"表示上文者，统一改为"上"，不出校记。

5. 采用现代标点方法，对原文进行重新句读。

6. 为便于读者了解该书日抄本特征及流传始末，特将日抄本序言(序二)补入，并将丹波元胤之跋附后，以供参考。

序一

　　《活幼口议》者，演山省翁之所作也。且夫医道之难言于世也久矣，况小儿一科，古谓之哑证，而医家尤难于言也。虽然亦有要然矣，通而变之，存乎其人，不能明理之至，则亦未易言耳。所以观其形色以验其虚实，观其呵欠以明其脉气，观其赋禀厚薄而投其药饵，或喷嚏鼻塞而有伤风变蒸之异，或夜啼身热则有脐风口疮之殊，治各有条，岂容无议。又有逆证似顺，阴证似阳，甚至惊风惊痫，众疾百作，不可枚举，所以局滞者不变，窒塞者不通，旷时者不果，旁越者不周。是故涵志潜神曰渊①，巧发奇中曰颖，知微通机曰聪，投机顺变曰达。四者，医之的也，术之枢也，道之轨也。运枢执轨以至于的焉，则亦无事于议矣。议通则贯乎理矣，理贯则几乎神矣，医之道于是乎无愧矣，而小儿之疾不容于不议矣，舍是其奚以哉②？既序诸首，梓行以广其传云。

　　　　　　时嘉靖乙巳孟夏③上瀚④之吉⑤书林静斋叶一兰谨序

---

　　① 渊：原意为鱼所聚处，此引申为专心之意。
　　② 舍是其奚(xī 溪)以哉：此句表示小儿之疾除了议没有什么方法可以使其医理通晓。奚，文言疑问词，什么。
　　③ 孟夏：初夏，指农历四月。农历一年四季中的每个季节都有"孟""仲""季"的排列。
　　④ 上瀚：瀚即浣的异体字，本意是洗濯。上瀚，又称上浣或上旬，明·杨慎《丹铅总录·时序·三瀚》："俗以上瀚中瀚下瀚为上旬中旬下旬，盖本唐制十日一休沐。"唐代官员旬休，在官九日，休息一日。休息日多行浣洗，一月即有三瀚，遂称一个月的上旬、中旬、下旬为上瀚、中瀚、下瀚。
　　⑤ 吉：朔日，即初一。

序二

　　世言医病与医国同一源流,国以新造之病为难攻,人以幼稚之疾为难疗。新造之国,病在于人心之未孚①,法制之未备,故事不厌乎议,如周人之于市②,郑人之于乡校③是已。幼稚之童,病在于气血之未全,筋脉之未力,既不可以言语求,又未易以智巧索,谆论④而复辨,且未足以究其万分之一,况欲忌鱼筌⑤于纸上之尘言⑥,其有簀笋而蟹蛑蝛者⑦几希⑧矣,兹演翁口议之所由作也。翁质直而不华,雅朴而实辩,如议证议药议诸氏之方,皆凿凿乎如老法吏之议刑辟,丝发不可以动移。求之文理,诚若不足,索之义理,沛然⑨有余,凤髓玉诀⑩,政亦不容多逊也。或曰:轮人之轮,庖丁之牛,应之于手,得之于心,盖非区区口耳所能造,今议以

---

　　①　孚:为人所信服。
　　②　周人之于市:周人务实,重视手工业、工商业的发展。语出《苏秦传》:"周人之俗,治产业,力工商,逐什二以为务。"此引申为新造之国需提倡务实的作风。
　　③　郑人之于乡校:郑人在乡校里游玩聚会,以议论政事的得失。语出《左传·襄公三十一年》"子产不毁乡校"。此引申为新造之国需营造言论自由的环境。
　　④　谆论:教诲恳切的言论。
　　⑤　鱼筌(quán 泉):即得鱼忘筌。喻功成而忘其凭借。语出《庄子·外物》:"筌者所以在鱼,得鱼而忘筌。"筌,渔具,捕鱼用的竹器。
　　⑥　尘言:世俗的言论。
　　⑦　有簀(zé 责)笋而蟹蛑蝛者:即有能明白簀与笋,蟹与蛑蝛名似而实不同的人。簀,竹席;蛑蝛,小型蟹类。
　　⑧　几希:不多,甚少。
　　⑨　沛然:充盛貌;盛大貌。
　　⑩　凤髓玉诀:形容珍奇宝贵。

口为言,其视莫能教,子不见全牛之妙,迳庭盖可知已。吁!有是哉,使释凿①而特以原本为第一议,曰乳哺,曰食忌,曰伤怜,不必议可也。然且以不绝于口,翁之此意岂独为医工计哉?有能以幼幼为心,宝有其书,圭复②其说,宛如省翁之耳提面命而将护于震夙③之初,调理于生育之后,于其疾乎何忧?其或以竖子之梗④为予告,亦将语之曰:翁有口议在,由是幼吾幼以及人之幼,挈而同归寿域中,此翁之初心然也。然则是议也,又当求之省翁之心,谨毋曰胜口说。

时岁在癸未梅月⑤朔且⑥石峰熊槐书

---

① 释凿:解释明确。
② 圭复:即复圭,本指复职。此引申为重复,还原。
③ 震夙(sù 肃):生育之意。震,通"娠",夙,通"孕"。
④ 竖子之梗:此指小孩的疾病。竖子,即小孩。梗,即阻碍。
⑤ 梅月:指农历四月。亦泛指梅雨季节。
⑥ 朔且:且疑为"旦"之误。朔旦,指旧历每月初一。

目 录

目 录 ——— 七

活幼口议总论

按魏氏前序云：求之文理，诚若不足，兹则不敢妄喙①，姑就议中叙其切要，一二言之，识者幸鉴。

撮　要

儿在胞胎，必须饮食有常，起居自若，使神全气和，胎气常安，生子必伟。

怀娠之后，最忌食热毒等物，庶孩儿降生，免有脐突、疮痱等患。

乳母常须养其血，和其气，乐以忘忧，使乳汁温平，纵儿疾作，自安平过半矣。

婴儿平常无病，不必服药饵，恐遇疾不即为效。

初生儿必忌外客所触，庶免致客忤热②，古人所以忌客一腊③。

儿孩不宜食肉太早，伤及脾胃，免致虫积、疳积。

儿孩变蒸作热，非谓其病，虽不药自愈。

小儿受病在脐，有自愈者，故先贤惟理其脏，未言其腑，腑阳脏阴，如麻子一证，乃是腑病。

小儿颅囟未合，乃气虚所致，勿视为寻常。

---

① 妄喙（huì 会）：妄加言语。
② 客忤（wǔ 侮）热：此指外客所带来的致病邪热。忤，背犯，违反之意。
③ 一腊：宋代民间风俗，生子七日为一腊，有一腊、二腊、三腊、满月等说法。

儿生谷道无穿，多至不救，药无速验，必假物透以通之。

惊风发搐、手足不定执捉，恐风痫逆入经络，废害肢体。

小儿毋容入神庙中，恐神情闪烁，必生怖畏。

小儿笑极与和，哭极与乐，睡思既浓，毋使咀①嚼。

儿患吐泻，女吐男泻，是为急证，吐泻不止，脾虚风即生，急宜疗之。

儿患疮疹，发惊不可下惊药，有热不可用退热药，有汗不可止汗，或吐不可理吐，或下亦有可不可。

儿患鼻孔黑如煤，耳轮廓焦黑，目翻指甲黑，作鸦声，或吼叫数声，及手寻父娘衣，皆无可治疗。

药忌：脑麝②、腻粉③、水银及用针艾，尤忌砒毒，皆不可轻用。

食忌：甜④成疳，饱伤气，冷成积，肥生痰，如焦苦辛辣馊酸，恐毒，尤不可食。

辨　疑

儿患阴痫，其脉浮数洪弦，是阴中之阳，非真阳也。

儿患慢惊，得脉数⑤，呼吸粗大，是其症绝，非阳回也。

儿患痘疹作热，非伤寒也，但看耳后有赤缕者是。

儿患身反张，非惊风也，或投寒凉药亦愈，然非惊风所传。

婴儿闻响即掣跳者，非惊也，乃肺肝不足而神有未安。

---

① 咀：原作"吐"，据明抄本、类聚本改。

② 脑麝：龙脑与麝香的并称。亦泛指此类香料。

③ 腻粉：亦名汞粉、轻粉。由水银、白矾、食盐合炼而成。

④ 甜：原作"刮"，据明抄本、日抄本改。

⑤ 数：明抄本、类聚本作"浮数"。

热在筋脉，亦发搐者，非真搐也，如或过剂则变假为真。

议张氏方书，南人得病，不可以北人处方，自是南北异道，不可不辨也。

补　遗

二卷云：三才之道各得其九，上当有"九九者"三字。

四卷云：不荫心，上当有"血"字。

正　讹

五卷云：预利利害，上利字当作"知"字。

十二卷云：心气不足而生之惭，惭字合当作渐字。

已上始举大概，余亦未能审于是非，揭之卷端以俟今之省翁云。

卷之一

议明至理序

窃闻形端表正，周公测度之圭音基。意到心明，华氏扶持之旨，处方议幼，师传至理为良。凭药活人，学造精粹始妙。纯乎其道者，惟籍专诚；达乎其议者，可行必用。夫人知其难，不知其所以难，究其学，未究其自然学。言之难者，莫过乎药，备晓其意，参详审察，以尽其善，然后可以知其难易之旨也。仆世居江南，叨忝①医士，极意开陈管见，愿彰海宇同声，虽然利钝从人，毕竟因由有自，所著是书，尽悉幼幼证候，诚为学者奥览，一悟至理，无问不通，舍去偏隘之为，体取洞明之见，方行浅揭②音气，宜探深渊，果通神圣，以服众情者，岂不韪③欤？

---

① 叨忝（tiǎn 舔）：谦辞，有愧于。
② 浅揭（qì 气）：涉浅水可以撩起衣服，比喻处理问题要因地制宜。揭：提起衣裳。
③ 韪（wěi 尾）：是，对。

议明至理二十五篇

议 原 本

议曰：古人有择妇孕产之文，荆公①有②胎教育子之法数篇，利益万世规模，安得人人而尚之，世有君子小人之别，故当述陈利害，明智审详而已。夫人立室安家，求嗣必纯，纳妇种子，在贤且德。然而妇乃贤淑，夫又质良，生男不肖者有之，非夫妇之失情，人伦失序，事有不备者，良由公始不能善恤胚胎之气，妯娌不与矜顾护爱之理。气胎涵养，宜在冲和。冲和者，同其天地之宽量，应乎四时之运行。妊娠之间，怀育之次，但常令孕妇乐以忘忧，不作畏怖，亦无恐惧，饮食有常，起居自若，此乃以顺其中而全其神，以和其气而益其脉，是与调而助之，扶而补之，何患胎气不安，生子不伟？所谓妇人之性，自来鄙窄，因由暴触，以动其气，气动则伤血，血伤则损脉，脉损则胎气不固，胎气不固，其子何宜？爱子者宜顺保其胎气，调妇者宜匀和其血脉，然后乃曰得其所哉。况夫人生清净，与天地以同源，性禀真常，合阴阳而假质，母怀精血成形，父抱气神为子，何由聪慧？盖为母性弥宽，所以智能乃值③，父精广爱，亦有乡相④，起自犁锄⑤，乃是室家相从，意同道合，至诚礼貌，怡然一妇一夫，淳谨殷勤，岂在多淫多欲。虽由拙见，亦有至理存乎中矣。

---

① 荆公：对宋代王安石的尊称。王氏曾被封为荆国公。
② 有：明抄本、日抄本作"著"，义长。
③ 值：日抄本同。明抄本作"随"，义长。
④ 乡相：指同乡中官居相位的人。
⑤ 犁锄：农具。此借指耕作。

议 通 变

议曰：愚谓初生婴孩至于童稚，血气柔弱，疾病危虚。夫疾之在急，不可仓皇，医之欲安，岂可灭裂①。至于垣平则可行，有其巅恌②则防蹶。医学得中，务令胜善，良工进药，药用在人，通变为医。医行存志，志若通则医不繁，机能变③则药不紊音问，乱也。通变者为奇，得志者为妙。古云：心通方学通。愚曰：志变作良医。仆辄著此书，殊无文墨，但实虽则喽喽嗦嗦，其意乃欲使学人通变而已。通者，正理广博，触受咸知；变者，实明根源，开发胸臆。若只按古调理今人，处用乖方，饮食坐卧不问，饥饱劳逸不便，然其天时地利岂可不知？犬吠鸡鸣尤宜尽意。春夏秋冬，四时有正邪之令；吐利惊疳，五脏传久暴之疾。所谓可以进则进，可以止则止，犹甚堪行即行，不堪行即转转其意用，别当后议，是谓通变之道、聪慧之施。谋机策略，智度攻讨，此乃兵家之权，杀罚为用；审察详辨、诊切视听，此乃医家之业。大祇一切所为，皆由通变，惟有活人，用功过于兵法，主治在乎通而知其变，此乃良工；用心规矩，疑其变且智不通，此乃庸夫。用心操执，常运其通，而知其变，见其症而知其病，生死预决，危困不戕④，斯乃上工之谓。顺逆相投，利害相混，何由而通，何因而变，斯乃下客之谓。嗟乎！幼孩易得候变，我即因其证与候而变治之，或轻或重而作，我亦随其轻与重而理之，通变之道如是而已。

---

① 灭裂：草率，粗略。
② 巅恌（xiān 鲜）：意为病情模棱两可，易误诊。巅，山顶；恌，形声字从心从金，金亦声。"金"意为"两边""两面"。
③ 变：原作"通"，据明抄本、日抄本改。
④ 戕（qiāng 枪）：伤害。

议 难 易

议曰：天地阴阳，尚有盈亏，世人阴阳，自致顺逆。失其调度者，邪正相干；违其安和者，患灾相及。小儿一科，古人云有异于常者为难。然长幼受疾，自是不同，所有难易之言者，非谓阴阳胜伏，非谓传变差殊，非谓脉气参差，非谓脏腑虚实。是以迷其证者，悉谓之难；违其候者，总谓之易，无以难证而妄之谓之易，无以易候而妄谓之难，难易之功，不出至诚，穷理尽性为得之矣！原夫医学师范，性参古风，是必臆记诸家明文，旨归要说，更须端的审察，轻重较量。凡观儿幼传变，又不可执滞于古意，亦不可滥恃于常情，搜罗尽善，究竟周旋，无一证一候留连于其间，方可谓十举十全之妙道者耶。古人云：心中了了，指下难明。小儿方脉，指下易明，心用了了。其或不然，悉关蒙昧，才有生疏，前功俱丧。思之掌幼，重负利害，不可自逞寸能，何堪称誉家传三世之业，未果彰名，盖由灭裂，用医仓皇太急，故有得失。呜呼！既无深思远虑，岂有广见多闻。若求侥幸之功，必害平生之福。迂哉浅见，宁保无虞，性命相投，岂可视为容易，证候未明，万毋勉强，学人幸详察之。

议 参 详

议曰：调理婴孩一科，天下之难事也。且古从今，著载未详其议。世有贤能之士，未尝废业，盖此等方脉之术也。然其参习至理，妙无它焉。所谓审察究详按考推备，既已定矣，不为虚设。夫苟瞑然①取次，应急相投，必致谬滥。噫！审者审契②表里，察者察实阴阳，究者究竟脏腑，详者详悉标本，按

---

① 瞑然：模模糊糊地。
② 契：相合。

者按明虚实，考者考较轻重，推者推评前后，备者备准端的，八法千心，十全保命，口无泛语，意无滥思，脉无虚究，药无虚发。凡有婴儿先以视之之为上，听声为次，察脉又为次，且以婴儿所受胎气未充，其色白，其形萎，其气怯，其声浊，焉得颅囟 _{音芦音信，乃顶门也}固实，稍长不任变蒸，既于变蒸不备，则形体萎而不壮，情性不舒，疾病无时不有。初生之儿所受胎气充足，其色紫，其形紧，其气壮，其声清，焉得颅囟虚旷？稍长渐受变蒸，既而变蒸满足，则体实形固，情宽性缓，疾病经年不作①。凡为医工，专诚守业，毋浪游，毋泛饮，毋傲恣，毋耽执，用之则专专，_{不以心浮泛}，遣之则稳_{令其绝疑}，执而从机_{行用以明机变}，奸而致轨_{每依法则，不可轻易}。设意无太过，处性莫不及_{切须究竟，毋太过不及}。凡遇临危赴急看候，一见使人怆然者，勿可徇众而说，但如前八法明度而已。若也视之为常，听之为妄，视听不专，浮泛致乱，虚作实，冷作热，表为里，壅为通，如此仓皇，安得不有疏谬。今述总要，须当致谨参详，乃谓成全日用，善工者耶。

议 专 业

议曰：观形看候，察色听声，宜究阴阳，受于邪正，皆由一气，生成之本。一气者，先天应运造化镃基②，禀赋不常，故抱虚怯。孩童作疾，其在实实虚虚，损益得中，标本无恙，过与不及，以意逆之。凡为医工，须知表里，复审盈亏，不和则众疾皆临，稍顺则四大悉正。世传小方脉书八十余家，究竟证候，良方妙剂不过五十，然其传变形容诸证，该千述万，各

---

① 作：明抄本同，日抄本作"件"。
② 镃（zī 兹）基：基业，基础。

活 幼 口 议

八

显其长，不得不录。是故医家明理，药不繁劳，乃知至妙，广博言章，欲使学者通变而已。大抵小儿得疾，所受无过惊积冷热，疗理不致散漫者，乃为上工，其候传散，斯为下客。传散者惊即作痫，热即成风，积成痞癖，虚作疳痢，冷致吐泻，逆为呕哕。其症泛泛，其医慌慌，若不寻其源流，渐入江海，愈远愈深，弥开弥大。上士治之未萌不待传变，中士治之已行疾作它证，下士治之纵横或有得失，盲者治之峥嵘无规法也。用药副之规矩，行道从之精专，婴孩无隐疾之情，药饵有反功之叹，勿致矜哀，乃招庆善矣。

议 审 究

议曰：幼幼方脉，在乎参审推详，究竟尽善，深明其理为得之矣。不以意竟为务，不以疑似为怯，不以未用试功，不以疏怠为向。每一证无不审究古意及师授之因，每一候无不察度准绳平善之理。所见至良，决定有路，无可疑者，方与投药，庶无勉强肆臆之为，岂有伤大坏证之害？或有之，盖其灭裂故也。初生之儿，审其胎气少稳；断乳之子，究其饮食伤脾；离母之孩，察其暑湿寒邪；总角髫童，觉其驰遂斗力。劳则伤气，动则伤神，役则伤形，饱则伤滞。母有四意，医工次焉，若也顺事致敬，婴孩何疾加之？一曰调护，谓调适其寒温，护令不受邪触，春不怯冻，秋不乘凉，夏知清冷，冬觉暖燠；二曰保摄，谓保娇情所欲，摄所经任之意，乳须及时，食无过剂，睡无令饫①，戏勿令饥，坐卧起止，惟母当知；三曰抚育，谓幼则顺其娇痴，长则变其情志，抚之乃常存其神而知其体，育之乃安其形而调其性；四曰鞠养，谓儿长成宜鞠问之，毋令纵恣，

---

① 饫（yù育）：《玉篇》："饫，食多也。"此引申为饱睡。

毋令忽暴，毋令悖逆，毋令顽慢。四者穷理尽性，可谓慈母之道。凡儿初生之后，出三日气脉定，已脱脐风之难；过七日精神全，方离锁肚之灾；越百日腠理壮，不致咳嗽之危；千日外胃气正，不泻青黑之咎。父亦有四焉，一曰和爱，二曰顺敬，三曰谨训，四曰宽责。和爱者，不恣儿男口腹；顺敬者，不听暴虐嬉戏；谨训者，至诚礼貌相持；宽责者，忠怒①叮咛举喻。若加鞭笞呵叱，不惟惊恐怖畏，此之用狠，彼之亦愚。若也父子相尚，温恭相顺，斯为善矣。

议 同 异

议曰：合之则同，离之则异，水火之设，品物之聚，皆有同异，何可怪哉？火之为烟，所郁则不明，及其焰也由烟而明之。水之为坎所壅则不流，其湍也由坎以流之。万物有品汇，出其境则异于常。人事有尊卑，合其道则异于众。幼幼抱疾，不作传变，古今皆知。言曰疳积吐利，及其更也，即作惊风痰热，未为怪异，可以循其证候而疗之。稍或变常，当审其轻重而理之，兹则世医务学，莫执此端，可否之意，以尽其善。殊不知疾作有同异之别，其所受之常曰同，所作不常曰异。前件八证候中，皆能传之，俗流不知其所以传作，即曰差异。其实因差异所致，当知所受在于传变，欲以暴急之间，妄投丸散，冷热相互，虚实相摧，表里相隘，阴阳相反，乱于百脉，触于五脏，迫于经络，遏于荣卫。是故本证遁作它疾，所发不得其名，所疗不审其理，攻劫无端，幸全性命，即其所受，乃谓怪异。积证之中，得疾差异甚多差异者，是积等证候所治不当而传反致，勿谓诡异所受哉也。疳气之疾，外候颇众，其候但于积病坏症，而

---

① 忠怒：诸本同，怒疑为"恕"之误。

与调理疳气亦然。询其源则应其端，体其证则疗其疾，是以丸散不良陈，疾病莫延久。凡儿所受异疾，盖由失之明察，苟或成人，往往抱废笃之疾者有矣。

议　根　本

议曰：夫人之生，以气血为根本；人之命，以安乐为寿元。男即二八，卫气方正。女即二七，荣血方行。天癸至时，其气与血始能①交参，年既未登，即曰小儿。然分形其名已载，自幼至长，次第言之。今之世法，男年十五，女年十三，乃通嫁娶，其道虽不应古，其理在乎通情，情动乎中。男破阳大早，则伤其精气，女破阴大早，则伤其经脉，虽成胎孕，含育必亏，儿生伛偻，变蒸不备，体作侏儒。又或男子过于八八，女人过于七七，产诞婴孩，何足为善？又或阴盛阳亏，阳盛阴亏，又或女因胎寒服药，男以阴萎饵丹，如此为后，皆不足与议，非正论也。前贤著述评较调理，未尝与究其源远。儿分短夭，利害由斯，复见男女长成疾，抱虚劳相继而死者，人谓传尸，或曰有鬼所致，或曰有蛊所作。愚谓不然，传尸者，传受骨肉气血之尸也，乃是父精不足，母气虚赢而得之，何更外有尸而可传？有鬼致昧，有蛊为祸，前件意议，悉入其候，虽则男女长大，勿于劳瘵相承，但禀赋受气，如花伤培，似木压植，荣壮枯谢，各由根本所致。凡为人子，无能自知，况又恣妄于少年，忽尔气虚脉脱，惟恨天命，病家坚忿药之不良，无自责其根本不充，所以然也。

---

① 能：明抄本同，日抄本作"然"。

卷之二

议 虚 实

议曰：五行之为物，各有轻重虚实，得失之性，生乎堪任之地，资质自然固壮。金之至坚，隐生虚土，质轻色淡；火之至虚，猛发坚木，焰烈炎炽；土有固陷，水有盈涧，木有岩石数十年之秀实者①，不得阳气，亦萎有之。人之资质，禀父精气母血脉，浑朴胞胎，调摄鞠育，凡儿变蒸之后，其形可知。是以颅囟未合，筋骨柔弱；颅囟青筋，脉虚②不荣；颅囟常坑，滑泄便便；颅囟肿起，风痰不止；颅囟久冷，吐利清青；颅囟虚软，癫痫不免；颅囟匾③阔，暴泻易脱；颅囟喝长，风作即三；颅囟连额，惊风易得；颅囟未完，怕热怯寒；颅囟缓收，胎气不周；颅囟动数，神气昏弱；颅囟宽大，受疾恐害。颅囟者，乃精神之门户也，关窍之橐龠④也。上下相贯，百会相通，七孔应透，五脏所籍，泥丸之宫，魂魄之穴，气实则合，气虚即开，良由长大，不可不合，医者一见当知其可否用药。凡儿有颅囟未合，受病沉重者，慎勿将作寻常，矧⑤思究竟，犹恐得失，何况瞑然妄投丸散。此等婴儿，深虑愚者有曰医杀之说，曷不谨欤？

---

① 木有岩石数十年之秀实者：比喻木茂盛时如岩石般结实，生命力旺盛。

② 虚：原脱，据日抄本、类聚本补。

③ 匾：同"扁"。

④ 橐龠（tuóyuè 驼月）：橐龠指古代鼓风吹火用的器具。此引喻颅囟与官窍的关系。橐，以牛皮制成的风袋；龠，原指吹口管乐器。

⑤ 矧（shěn 审）：况且。

议 脉 气

议曰：天地造化，万物发萌之端，其来有渐，其根悉用，其名则常，其用则别。夫人之种性，所受胞胎，含宏隐密，生而未显，长而能知，利钝巧拙，醇良狠戾者，未与训①诲，亦有自然之理。血气身体，假质于父母；否泰苦乐，禀赋于天地。故天地生我以资质相貌，且仁义在我以古朴淳素，寿夭贫富分之以时，贤愚贵贱委之以命，惟心惟性，乃忠乃神，通达智能之者，不可得而言之渐矣。其所言渐者久矣，知乎微妙之道，寄乎清净之室。微妙之道，乃心脉之所生；清净之室，系肺气之所主。初诞牙儿，胃气未全，其脉方行于太极。五脏之脉，心为元首，一月之内，未有可据，虽形已具，但脉气方与天地同参，血肉初共，人事相夺，真邪离合犹如混沌初分，自此乃曰脉气之渐矣。其脉初行太始，阴阳未诣，自囟之下发际之前，齐铺三指，但按其冷热，察其证候，斯可谓脉气之生渐且微也。百日之外，脉气行之太初，左右食指三节，侧看缕纹，风气随所发作，轻重攻击而生。至于五百七十四日之外，行于太素，于脉应动，于息有数，高骨之间，一指分三部，取之浮沉，察之缓数，可知冷热虚实之理。千日之外，行之四方，游于五脏，外应颧颊、耳花、准头、唇口、眼目，五色隐显，一气盈亏，相生则平而善，相克则凶而恶。及其危困，然后按之太冲，太冲之脉，在脚面曲陷之间，其脉定吉凶休复，应指顺息则可尚，磬②指或逆散可谓绝矣。幼幼脉气，分之有五，深其究竟，其次察之证候轻重，审之表里虚实，然后可以议药，得不虚设，

---

① 训：明抄本同，日抄本作"言"。
② 磬（qìng 庆）：本义为器中空，此引申为脉浮而空。

医工之良也。试较优劣而后知之。

议 投 药

议曰：水有浅涸而可深，山有颓荒而可林，地有倾陷而可固，物有损益而可珍。药有贵贱，人有尊卑，心存至理，道究弗迷。然其贵贱长幼婴孩所患疾病，异端传变。异证者，受气禀赋，资质厚薄故也。由是根不固而体不备，气不充而志不宁。贵者则骄多，贱者则劳盛，骄多即胚胎而得之，劳盛乃孕育而招之。凡儿气受之不定，或芘^①荫之有余，月期过满，或看承之有亏，所袭刚柔而然，犹抱虚实而已，从生成应有别，假造亦无违，察贵贱各体其根，较长幼皆循其理。凡疗小儿，非以一体之谓，不可同常之见。所言投药者，或用投之于简_{径也}，投之于端_{的也}，投之久练_{纯熟也}，投之穷研_{精粹也}，投之益后，投之胜前，良工用心之至，是为投药之专。若以重剂投于雏_{乳小也}，或以峻药投于贵_{峻，谓严紧药}，直不可混淆而设，造次而施。合以通利者，审问扶而下之，当用益补者，察详按而调之，孰谓恣妄之有耶？所谓不可攻击者：曰虚，曰幼，曰娇，曰重。不宜冒^②致者：曰久，曰闭_{不言所受}，曰冗_{用药众多}，曰竞_{争与攻击}。复加之以母之情僻_{执滞也}，父之性急_{愚憨也}，子之意顽_{不服药也}，病之候难_{传遇坏证}，母之滞神，父之遣祟，如此人事，曷可勉强而与劳心枉究哉？不惟无补，而反无恩。观其病家，情意相顺，礼貌相倾_{看倾也}，功归于我，行著于先_{谓根据先贤所行}，是使信医即愈，重药即痊，用其汤剂，得^③为之良者，诚在彼此，毋忽

---

① 芘（bì 必）：通"庇"。庇《说文解字》："荫也，或作'芘'。"

② 冒：原作"胃"，据日抄本、类聚本改。

③ 得：原脱，据明抄本、日抄本补。

之之谓也。

议 下 药

议曰：凡调理小儿，须先观视气色，察其证候。其或气色有不正者_{谓啼哭而致散乱}，即凭察纹；诊脉有不定者_{谓久睡}，即究证候。其或症有坏候作变_{谓前人攻击有伤气血，或伤脏腑}，即选良妙方药以主之，不及则无咎，切不可大过。若以意揣其疾，盲投其药，深恐有乎得失。古云医者意也，审思前贤载述妙用无虞之意，又参详父兄师长教诲指示，取舍可否之意，又裁度自己曾经疗治轻重，量度斟酌成全之意，三者既备，可谓医者意也。如此究竟，无不尽善。

原夫医家为用，凭药以活人。所言下药者，临机辐凑是也，可以下即下，当下不下，其候少顷则过矣，不当下而下，其症反为它疾矣。下药之法，慎勿踌躇，若也思虑可否之间，或反复再四，则疑在中，有疑切莫用药，须当预察无大过不及之议，即而定矣，投之决效。非止利下之谓下①，又非于投剂之谓下②。下者有先有后，或先利而后补，或先补而后利，或先扶表次救里，或先救里后解表，如此者众，举隅而言之，用药得其中，轻重得其所，是谓下药。毋恣意，毋致缓，毋仓皇，毋竞利，毋勉强，毋疑惑，或得或失，利害有之，利则侥幸以全其功，害则尽世不可言也。凡为医士，用药不可妄知，不容无知，不可执见，毋徇众见，主医裁药，明识俱见，按脉对症，心无亏弊，道副自然，以应上古圣意端的篇章，君臣问答，语言玄妙至道而已。

---

① 下：原脱文，据明抄本、日抄本补。
② 下：原脱文，据明抄本、日抄本补。

议 行 医

议曰：医之为字，左七右八，乃言表里，其下九画，乃云九道，合之二十四，以按二十四气。① 古人设意，义理深奥，垂象于天地之间，以应人伦之道，与其成人之夫为契论，独小儿气脉微弱，难以谓之医，盖是七表八里未全，故云调理。愚曰不然，曷不知其善用心者，则奇妙纯粹在其中矣。兹说孰是？经云：医者意也。以意理之为得，抗之为失，得失之义，于人祸福。是以纯粹之妙，良工之能，学者究备，行则尽心，可谓善术之道。凡见脉不若议证，议证不如识病，识病争如药对。小儿作疾，多是无事，医家轻狂，所以有乎得失，如病患危笃，但需其药求速安愈，医者要须得中，无有大过不及之害。所谓医之为功，神圣工巧，明其标本。表里阴阳，参其盈亏；经络荣卫，察乎升降；脏腑肠胃，审其盛衰，然后可以度其疾之轻重，较其方之优劣。行医之功，譬如簧弩发矢，一视决中，十全为工，如此准绳，可谓医者意也。若也觊觎侥幸，勿谓医之良工，为福使之然也。智者谓宜鉴戒，二者不可偏有。仆谓良兼福为医士者，乃醇乎醇者耶！

议 禀 赋

议曰：夫人皆知胞胎成形，产育其相，约以十个月满足而生，究竟至理，即有二百七十日为定论，亘古自今，岂相间说。然而就中虚计一月，应数大抵九九为上，八八次之，七七又次之。人生，禀赋天地二仪之气，会合三才之道，各得其九，三

---

① 医之为字……以按二十四气：底本、校本文字均作此说，此说不通，存疑待考。医繁体字作"毉"或"醫"，均未足二十四画。"七表八里九道"在《脉诀》里囊括二十四种脉象。

九二十七，即二百七十日为正。血气充实，精神固平，为人具足，相貌智性俱通。八八者，三才各得其八，三八二十四即二百四十日生，血气荫之不及，精神有亏，为人拙谬鄙钝，智意忘遗。七七者，三才各得其七，三七二十一即二百一十日，所受胎气不足，为人狂愚无志，乖劣狠戾故也。其间或有大过不及之者，皆失其正数，大过即气血荫之有余，不足则气血养之无逮。夫人得中之道，以为纯粹，阴阳得所，刚柔兼济，气血相和，百脉相顺，所以生人心智益通，精神俱备，腑脏充实，形体固壮。医者一观婴孩颅囟，斯可知之。未周之儿，颅囟固合，睛圆一作黑神清，口方背厚，骨粗臀满，脐深肚软，茎小卵大，齿细发润，声洪睡稳，此乃受气充足，禀赋得中而益之。一周三岁之间，其囟尚大，其颅虚旷，额前作坑，口阔神露，胸高骨细，臀削脐突，发黄齿疏，卵小茎大，气促声靸①，皆由受气不足，怯弱得之，惊悸易得，智性难通。父母爱惜，良工必忧，不以贫富贵贱之所生，但贤者当以告之，若也愚鲁之人，宁不投药，稍或药力不及，反言医杀之。大凡初生孩子，少具精神者，良由夫妇之情未谐适，心未绸缪，且喜且惊，神不和悦，将来得其所宜，乐则情浓，动则情兴，欢则情思，交则情极，深契其意，重美其心，生男必温，生女必淑，斯可知淳和之至如此。是故医家不可一概用药，宜斟酌轻重，比附推详，度究可否，不至恣妄，反为虚设，以成重害，参审得失之说，尽善尽美，应机而已。

议 辨 理

议曰：古今天下同议者，贫富贵贱是也，所产男女，自幼

---

① 靸（sǎ撒）：通"急"。《说文》："靸，小儿履也。从革，及声。"

及长，总曰小儿。然幼幼有牙儿、婴儿、孩儿，长曰髫童、兆童、稚童，殊不究竟富贵之风，贫贱之辱，二者人情间于中道，混而言之，盖胞胎气血之不同，故以辨之。贵者富者，风化同途；贫者贱者，门例①一等。所以礼貌相远，日用致差，虽有少殊，宜审其偏正妾之子，有不任爱之者，度其亲疏抱继之子，因又亲生视之，乃为一等矣。中等常情之家，礼貌未亏，日用得过者，又有大过不及之议。夫人之运神发性，惟心不可役，心役则气耗，气耗则血衰，血衰则虚，自此始肾堂不寒而且惫，心室不足而且虚。原夫精元，假之为胚为胞，为形为骸，胎质藉之，乃气乃血，乃乳乃脉。贵富生子，顺养抚育之有余，贫贱生子，调摄固爱之不足。有余者大过之谓，无力者②不及之谓也，大过则伤之不节，不及则伤之失时。不节、失时，皆生病疾。寒暑冒之，或表或里，冷热攻之，或脾或胃，所谓审度渊源，医者必须知之。贵富生子，食之有伤于不精，寒之有伤于大燠，暑气有伤于风凉，泉流有伤于水冷，肠胃气血柔而③刚使之然也。贫贱生子，食之有伤于不时，寒之有伤于冻馁，暑之有伤于烦躁，脾胃有伤于湿腻，水谷不分，肠胃气血壮而不坚使之然也。父母不自责受胎禀气虚谬，况责子懦弱者耶？是故胎气不足，血脉荫籍之有亏，良由男岁方刚，情兴造次失节。儿生之后，牙婴儿固同，将护有乖，饥饱、寒暑④、劳逸之不同，又于变蒸之时，有伤于气血，及至行立⑤时，有伤于筋骨，由是抚养

---

① 例：明抄本同，日抄本、类聚本皆作"列"。
② 无力者：明抄本、日抄本作"不足者"。
③ 柔而：原缺，据日抄本补。
④ 寒暑：原缺，据日抄本补。
⑤ 行立：明抄本、日抄本作"立行"，义长。

之失情，鞠育之不意①，调度之不宜，将理之无法，故易得其病，病易得虚，虚易得坏，坏易得失。贵富之子，疾之反是也。未寒先衣，未热先凉，未食先饱_{未至食时，余食过膈}，未眠先睡，睡之恣晏，食之过膈，寒之重衾，热之就湿，故易得疾。疾之未虚，强食令之虚，脉气未坏，强药令之坏。学不究则不精，用不专则不妙矣。若执之得法，妄之为要，滞乎丸散不良，智者吁哉！

议　料　理

议曰：大凡人事，处性愚鲁，用心狠戾者，不可以学医。师不择善，祸难逃迹。其或秉志怯率，为性懦弱者，亦不可以言药。《素问》有云：人如舟也，药如水也，水能济舟，亦能覆舟。一丸一散，对症尽善，起活危困，未足为奇。一有失利，坏症伤候且过在尔，其智拙钝，非滞药也。学者请预究其纯粹，施其精研，克效斯时，以副规矩，不可得而述者，医之良工也。夫医之用药，将之用兵，古人亦有言矣。且如善医明症，良将得策；药能胜病，卒能守城；若也将无计策，医失证候，病何以瘳，城何以固？今人皆知发药，殊不究竟表里、脏腑、虚实、冷热、经络、荣卫，投之不当，反为它害，亦不可执用一方一药。且太医局四味理中丸、小柴胡汤之类，皆大人药剂，所谓意到证见，药无不验，能省②此理，证候方药，诸家所载，无不应效。但究竟不到，有乎得失，尽由攻乎异端，涉猎繁杂，智性不专，事在狂简，确实与言，更请思之。

---

① 意：原作"易"，据日抄本改。
② 省：原作"者"，据明抄本改。

卷之三

议 调 理

议曰：医与调理其意等差，参详虚实之宜，究竟缓远之理。若明疾之轻重，当察病之远迩，为其所患传变稍重，证候稍逆，直取其功而全其效者。医之良工，可以扶持循症，解利宽缓，服药次第瘳愈，毋令加进，克日安苏，此乃善能调治。譬如水流就下，进流迟疾，澄则自清，深则自渊，狭则自湍，岸则自泻，洄涡漩伏、滩濑流者，乃自然而然，不可得使之然也。脉气之流行，遇冷热寒凉风温燥湿，亦由水之就坎也。调理谓疾作尚未传变，气行在乎怯弱，传变亦循其法度，怯弱即缓与扶持。是以调谓守节，理谓有序，节者无太过不及，序者已得其所宜，然后谓之理，无太过不及，可以谓之调。调者而有度，知度而在于形容，理者须可法，正法而全于规矩。譬之丝不及络，头不得梳，斯皆乱也。络之取其条直，梳之析其通解，无毫发之遗，有纯复之庆者，诚谓调理之工也。夫苟以危而用急见愈，而用缓者乃失度也。斟酌权衡，勿随偏坠，先约其轻重，察其进退，药与病势相乘，病与丸散相及，医自意设，智与医同，药与疾谐，疾与药等，用之无忽，何虑疾不瘳，病不愈哉。鸣呼！学人理幼，勿恃其自能，执其偏见，事有优长，须预学问，尽心而后已。

议 伤 怜

议曰：老矣见孙，长大方子，不惟骄恣之甚，复加爱惜，伤夭不任用也。睡思既浓，犹令咀嚼；火阁既暖，犹令欲酌；卧盖重衾，犹令衣著；抚拍顾爱，掌衣里作以手掌就衣服裹拍，皆引风疾；

指物言虫，惊因戏谑；莫觑庙貌，心情闪烁；危坐放手，我笑渠恶；欲令嬉笑，胁肋指䡍①；门非仕宦，莫与扎脚②；年不及时，莫常梳掠；表里无恙，莫频服药；戏谑之物，不可恣乐；刀剑凶具，勿可与捉；莫近猿猴伤志也，莫抱鸦雀损眼也；抱男观书，抱女观作女工作也；男方学行，勿令绰略；儿方学语，勿令挥霍；会坐莫久，腰皆卸却；行莫令早，筋骨柔弱；恶莫与辨，善可与学；顺时调摄，自然安乐；雷鸣击鼓，莫与掩耳；眠卧过时，须令早起；饮食饱饫，须当戒止；非时莫衣，常食莫烊；羹蔬宜淡，滋味脓屎；夜莫停灯，昼莫说鬼；睡莫当风，坐莫近水；笑极与和，哭极与喜。智者当知，抚育至理。

议　食　忌

议曰：溥天之下，产育既同，将护之因有所不同者，贫富之谓欤？然富与贵，饮食卧具，有所益于儿母，贫贱又何以言之？古人有云：病不服药谓之中医。正如此说。外护寒邪，内节饮食，审物顺时，何疾之有？前云富与贵伤其大过，贫与贱用所不及，然不及之意，乃与中医之言，得其所哉。且如变蒸之候，数至其时，温热有作，令儿渐固，舒展筋骨，生长百脉，和顺经络，自然之理，何必加药。凡儿渐长，必渐饮食，东西南北，地产果瓜，田种粳稻，山有粟麦，野有蕨笋，鱼有溪池，水有清浊。人之所生，随土地之所宜，饮食亦随其所有。南人不堪食北物，以面为膳，以枣为蔬。北人何可食南物，以鱼为菜，以詹为饭詹城米。近海啖之咸鹾③，居山食之野味。北果多

---

① 䡍（chuò 绰）：局促，拘谨。

② 扎脚：缠足。

③ 咸鹾（cuó 挫）：泛指一般食盐。

凉，南果多热，东果多酸，西果多涩，岂宜多食？五脏六腑强纳，疾病生焉。凡小儿心之有病，不可食咸卤；肺之有病，不宜食焦；若肝之有病，不宜食辛辣；脾之有病，不宜食馊酸；肾之有病，不宜食甘甜。盖由助其它气而害于我也。莲子鸡头，能通心气；石榴余甘，大涩肠胃；干柿煮蔗，犹能益肺；蒸藕炊豆，于肝宜利；五味淮枣五味子是，脾家可意。肺病忌食肥腻、鹅鸭、鱼虾、油盐、膻腥、咸蹉之类；脾病忌食生冷、甘甜、包气之物，谓馒头、包子、馄饨、鸭卵、肚脏、夹饼，皆包气之物；心病忌食心血、髓肾、鸡羊、炙煿、烧炒、煎熁等；肝病忌食肺头、肚猪、雀、油腻、湿面。应小儿不问有病无病，并不可与食腰子及肚髓心血，令患走马疳候。葱韭薤蒜荄藟①，亦不可与食，令儿心气壅结，水窦不通，三焦虚竭，神情昏昧。飞禽瓦雀，不可与食，令儿生疮癣痼②疥，烦躁遁闷。鲑鲞、虾蟹、鳗鳝、螺蛳、蟛蚬之类，不可与食，令儿肠胃不禁，或泄或痢，或通或闭。食甜成疳，食饱伤气，食冷成积，食酸损智，食苦耗神，食咸闭气，食肥生痰，食辣伤肺。食味淡薄，脏腑清气，乃是爱其子，惜其儿，故与禁忌。若也恣与饱饫，重与滋味，乃是惜而不爱，怜之有伤，以至丁奚哺露，疾作无辜，救疗无门，悔之不及。育子之家，当宜知之，理宜戒之。

议 责 善

议曰：信夫执术为医，荷术至重，其或轻举，有乎得失，稍失其理，如盲索途，事致疏虞。呜呼！断不复续，死不复生，

---

① 藟（lěi 磊）：古同"蔂"。为百合科葱属，与蒜葱等同属辛香类蔬菜。蔂头又名薤白。

② 痼（guō 锅）：疽疮。《玉篇·疒部》中说："痼，古禾切。疽疮也。"《新校互注宋本广韵》中说："痼，疮也。"

哀哀之诚，谁为罹叹？当知医之一门，上古圣贤，测天征道，详气四时，逆顺阴阳，痞通表里，然后察之五脏六腑三焦百脉，究竟标本盈亏，参审绝生变动，代谢荣枯，流行注厥，如此知义，少契古风。然有侥幸侮玩，狂暴轻欺者众矣。侥幸者，恃其时运以夸胜；侮玩者，以道之亨通而慢易；狂暴者，不能务本以从师；轻欺者，肆意妄执以为是。四者人事，何尝博古穷经，明心尽性者耶？医之务业，其道有四，不可遗其一焉。行之恻悯，施之济惠，存之周至，受之平等。恻悯者，每务仁慈；济惠者，常加爱护；周至者，运用无亏；平等者，勿论高下。如此推诚，稍入医学之道。若也纵恣身心，嬉游妄作，及其访问，临时检束，以齐规矩，斯乃自败之端，殃积于后。野老数年江湖，抱术活人，亲见同道各有耽僻，终不为良，或好笼养，或贪博奕，或网或钓，或射或猎，或讴或饮，或歌或舞，或游花衢，狂穿柳陌，或习弓弩，或纵鞚①缰，或乐烟粉怪词，或悦风情可意，此未用心不常，僻性诡异，滥称医士，得无诈乎？其实非诈，其用以诬，凡下②枉究，总涉狂妄。须知医家者，流遵九道，聊伸鉴诚，犯者贵已为幸，志在前贤圣哲，无时不习者，方可谓良医，受道之职也。果能守之以道，分之以安，天地副焉，神明钦焉。

议钱氏方

议曰：晋朝③有医工钱氏讳乙，设方用药，明症识候，直究竟婴孩脏腑冷热，表里虚实传变，顿取其效，正所谓医孩童之

---

① 鞚（kòng 控）：驾驭，勒马也。
② 下：明抄本同，日抄本作"百"，义长。
③ 晋朝：诸本同，疑为著者笔误。钱乙为北宋著名儿科医家。

意，准绳法则之道。如此后世，欲以及其议者，盖阙如也。往往诵钱君之书，记钱君之药，钱君之意旨未之闻也。愚详其意径且直，其说劲且锐，其方截而良，其用功而速，深达其要，广操其言，万世不可掩其妙，四方皆可遵其说。凡八十一家者，各述精通，莫若钱君智意克效，究竟不劳再三，亦无中道而废，门人阎公①编集，未具钱君心腹，想计恢洪，纯粹妙用，希奇纸笔，不可得而录者耶！时有高见之士，一悟钱君意旨，医之与药，规矩法度，无以异钱君，运乎中，显乎机，而自然造化者莫之能语也。良工妙用，信乎野老之言，毋曰管见，后之学者，尽心讨论，必有深著于胸次，且德义于人，扬名于后世之道，不亦宜乎？

议王氏方

议曰：小儿方书，世传有三，王氏东汉作方论二十篇，今《家宝》是。其或大同小异，往往好事作德君子，刊施济众，就平增损者有之。大抵其言有序，自微至著，其旨有皈②，自隐至显，话括周遍，事无繁述。参以数十名家，比较优劣，始知先生药用淳和，方排继续，考之而取其功，究之而效其疾，斟酌升降，以和为用，其意在调理尽善之最也。虽然后学之士，治家之子，检阅投饵，或有不当，毋至差或致害，其书故得家宝之称。夫良士用心，妙理活人，医之与药，犹若权衡，权衡者，法之一端也。参究均平，考较定论，循方以应脉，有条而不紊。王氏之书，乃幼幼方脉之规模，习小丸散，岂可遁此？

---

① 阎公：指钱乙弟子阎孝忠。
② 皈：明抄本、类聚本作"归"。

如大人疾患，有叔和《脉诀考》，五行有《珞琭子》① 命书，学六爻有《火珠》② 卦文，知贵贱有《人伦风鉴》③ 相法，如斯等术，皆名家所集，详辩以为上首，冠诸妙义，得毋枉究。虽然各有广要篇章，终不远越而在总归，非曰训童发蒙之谓，垂老足钦至妙之道也已。

议张氏方

议曰：宋朝徽宗太子寿王聪慧，幼时常发痫疾，诸大名医莫之安愈。时有草医士张涣④，挟盝⑤货药于都下，召之入内，用药即效，官至翰林医正。张氏北人也，留方五百有余，逐病叙说，深参其要，近传于世，目曰《张氏妙选》，四方士夫乐而用之，殊不知南人得病，以北人处方，自是道地相反，意议不同。所谓北人水气多，南人瘟疫盛，地气天时使之然也。北人水气盛，盛则就湿，湿即与燥之；南人瘟疫盛，盛即作热，热宜发散，更加燥热之药，病热传作它证，药既不宜，疾何能愈。夫幼童阴阳稍偏，表里固同，脏腑怯弱，岂可以热制冷，以凉止燥。其说证候，可以循简，述论颇有优长，然其方药，初使人疑之，次复惑之，或有不当，必与悔之，曰南人用北人方药，曷不知之！学人参究尽善，不必滞方，如前有云，医与意同，

① 《珞琭子》：北宋时期言禄名者所自出，专以人生年月日时八字推衍吉凶祸福。

② 《火珠》：又名《火珠林》，成书于唐末宋初，作者麻衣道人，相传为陈抟的老师，善相术。

③ 《人伦风鉴》：据郑樵《通志·艺文略》载，此书为陈抟所著。

④ 张涣：宋代医家，里籍欠详。世代业医，以小儿科见长，至涣医术益精。后因治愈徽宗太子之痫疾而授翰林医正。著《小儿医方妙选》。

⑤ 盝（lù 录）：古代小型妆具。常多重套装，顶盖与盝体相连，呈方形，盖顶四周下斜，多用作藏香器或盛放玺、印、珠宝。

药与疾谐，方可投之。若也据乎云云而用之者，斯谓愚医。不无妄投其饵，在乎得失，须当审之，宜其察之。

议幼幼新书

议曰：调理婴孩小儿，上古黄帝未有言著。鬼臾区云，谓小儿受疾，另是一门，故不载入《素问》。始自巫人《颅囟经》篇章三举，自后智者，继述本末，世传诸家之善经，进详要旨，证准绳之者，凡八十一家。近世湖南潭州周宅，广收其文，专入编集，目之曰《幼幼新书》，四十册，仅数十万字，排列名方，似涉繁碎，犹如元帅要退伏兵，欲以一箭败阵，乃定太平，彼时求选一夫善射，急于百万军众皆张弧矢，以待比较优劣，临机对垒就敌之势，不可得而用之奇正，退其潜伏，犹豫再三，乃非良将者耶！临时检阅，审较可否，考其效验，正由渴而掘井，斗而铸兵，不亦晚乎？学医之士，若不究竟，胸次了了，肘后简径，直截扶危之功，若也取次缓慢，智意不逮，彷徨之久，出不得已，肆意而设，自不知惭而且愧，有如马服子①强战，无不失利。孙子曰：上兵伐谋。可以比喻，良医用药何异良将用兵，医无智则不可行，将无谋则不堪用，医家者流，讵可为常？兵用百战百胜，药行十举十全，所谓失一次之，失二又次之，失三为下。鬼臾区云：医明标本，厥疾乃瘳。近世医者，相尚学医有何不可，切勿容易投饵，于疾无补，学术不当，盖胸次见寡，智不精通，轻易设施，有乎得失。后学之士，倘能究备要妙深意讨论者，必不虚负医名，智者鉴诚，幸毋诮焉。

---

① 马服子：即战国时期赵国的将领赵括，熟读兵书，能言善变，却无实战经验。

议 明 道

议曰：道释儒门，三家议论，一性通宗，溥皆是道。且先王之道，人伦既正，礼义无遗，曰圣与贤，悉由中正而得之矣。达其道者，居仁处义，无不备焉。是故先王本之以至诚，学务至诚而全其能，医务至诚而备其道，学既备则行有余，医既明而道自立，故曰医道通仙道。悟之入圣，积功累行，仁人为能者矣。今与议明道者，用明道者，明其理也。明其理者，岂非先王之道也？仆所著活幼方议，欲令学者预明其道，苟明其道，则阴阳可以自酌，于性命可以自委，向医药可以自处，诊危因可以自察。故学其道，通以明之，述其理，究以详之，倘明斯道，则吾道自然而正，犹犬马之夫，难与言其至理，曷能以知其道？若夫文武、医卜、农工、商贸，行之以礼，务之以本，议其道者，无不贯之矣。执医之士，不明是道，妄恣苟简，必有利害于其间，斯乃何等之流？温恭无妄，直节有规，方乃谓医流之士。明道而见之，达理而用之，良由务学而开聪，聪开须知议，议知则专诚，诚专乃通性，性通则明道，道明则任用，以副自然。所谓恒山之蛇①，击其中则首尾俱应，医之亦已。处用得中，无不应节，斯乃谓明道之理，如此，宜乎究竟而已矣。

---

① 恒山之蛇：即常山蛇，古代传说指首尾相应之蛇，常用以喻首尾相应的阵法。

卷之四

议初生牙儿证候序

观夫男女，以正夫妇，遵乎德义，合乎阴阳，以运生成之理者，顺乎天地之性，应乎四时之令，荣卫流通，潜虚得数，是故胞胎含孕，血脉造化，岂能逃乎玄元纲纪哉？所以得其正数者，愚鲁之为能，失其正数者，富贵以为憨，皆涵养各由本质。故赋之有利钝，禀之有虚实，贤哲明智，庸野鄙陋，皆共由之，斯可知矣。今之孕妇怀胎，保以为常，饮食不节，起居不宜，未诞之间，劳役众苦，男子视胎以为常，恣其所欲，任其所施，频授触秽，所以儿生之后，百脉致虚，三焦不顺，关窍不通，荣卫不和者，初生之间，便作疾患，怪异多端，不可得而详述。今举二十有六证候，概而言之，智者察之，审其可否比附，与之疗理，助其荣卫，调顺经络，得宜而已。

议初生牙儿证候二十六篇

议 呵 欠

议曰：呵者，即张口而又合之；欠者，谓神不足，故名呵欠，非是疾病。初生牙儿，多有此作，不足怪讶。钱氏有谓，呵欠遁闷良由胎气怯弱，荣血不壮，卫气少顺，血不荫心，血不荫心则神不守，神不守则呵欠遁闷，无他愧也。古方有朱砂蜜法，用煎人参汤调和饮之者，不若定志丸五七粒，麦门冬汤化开，与服至妙也。

议 伸 舒

议曰：伸者，突其胸膛，展其气脉；舒者，引其头颈，直其手足，努而作之，良久复作，初生牙儿多有如此，亦非病也。良由母怀胎胞，起坐不得宽展，或将绢帛兜束肚皮，或系裆裤勒缚太紧，或卧已盘旋，或睡不转侧，是故偃伛①胎囊，气失舒畅，降生之后自然如此。老伛知与按揉，未知调之百脉，宜将五木汤浴之功效，谓用桃、李、槐、柳、皂荚，各取枝煎汤，候温与浴，仍与观音散少少与服，效且妙矣。

议 喷 嚏

议曰：肺之气壅，腠理不通，外感寒邪，或已伤风，关窍闭塞，郁郁于中，及至喷嚏，方有少解，不能发散，渐入胸膛，逐生痰热，痰热既有，即加之咳嗽，轻则气促短急，重则惊风搐搦。搐搦之利，若在初生，尚云不可，宜与消风散服之；咳嗽宜与金沸草散、人参羌活散。二药皆和且顺，虽则嫩弱，服之无恙，其剂温纯，化痰利膈，效之至矣。

议 脐 突

议曰：胎乃育形，脐乃根本，胎气固则形体壮，肚脐深则根命长，受气乖遗，形萎脐突。凡儿断脐，利益渐长渐深，吻乳调和，愈固愈实，是血脉之相顺，致形体之相资。初生之儿，有热在胸堂，则频频伸引，呃呃作声，努胀，其气抑入根本之中，所以脐突肿赤虚大可畏②。无识之夫，将谓断脐不利而使之然者，非也。脐断不盈尺，一腊之内，随其根蒂自腐，实者

---

① 偃伛（yǎnyǔ 掩雨）：指俯蜷而卧。
② 畏：原作"谓"，据明抄本、日抄本、类聚本改。

深之，弱者浅之，深浅之理，以其禀赋得之。此乃良由胎中母多惊悸，或因食热毒之物有作，宜与大连翘饮子，其热自散，其脐归本，不必以药敷之，恐毒伤人为害。医工当知之矣。

议 夜 啼

议曰：王氏举水镜先生①云：天苍苍，地王王，小儿夜啼疏客堂。又云：啼而不哭是烦，哭而不啼是躁。无辜赋云：夜多啼而似祟。凡初生儿日夜烦啼，其②如有祟，或谓热在心经，药与疏利；或谓寒停脏腑，与服温暖，医者察而治之乃善也。若儿啼哭，胸膛仰突，首反张，喜灯者，心经有热，宜疏利，服三黄丸，或洗心散加灯心、麦门冬，子良。若儿啼哭，头低身曲，眼闭肚紧者，脏腑留寒，宜与温之，胃风汤加黄芪，煎效。若不识证候，但以蝉蜕二七枚，全者，去大脚，为末，加朱砂一字，蜜调与吻，立效。

议口生疮

议曰：婴儿口舌生疮，乃心脾受热，流沫烦啼，盛则不乳，妙药良方已载于后。然牙儿吻乳之初，口内生白，烦躁骇人者，莫知其由，将谓神祟使之。究竟其理，母于未诞之月，恣饮醋酽，贪食肥腻，热毒胎气所受，其儿脱胎之后，所袭热毒之气，悉皆散出于表。舌系于心，唇干于脾，所言心脾热是也。欲以下其气，未可利脏腑，但以吴茱萸末米醋调敷脚心，移夜即愈。药性虽热，能引热就下，其功至良。又有心肺热者，疮溃颐

---

① 水镜先生：指东汉末年隐士司马徽，名士庞德公送其号"水镜先生"。

② 其：明抄本同，日抄本作"真"。

颡①，初作数点胭脂红，渐散斑驳如丹，加之身体有热，连翘饮主之，但禁火气，余无恙矣。

议身体热

议曰：婴孩变蒸作热，按法应期三十二日方初变，又三十二日乃作蒸。所受相参有造化之令者，脉气得之烦助也。其或大过不及，所发变不应脉，蒸不顺时，荣卫逆之流行，脏腑失之安益，胎气蕴伏，诞降伤和，儿与母俱劳其神，脉共身总受其热，善调理者，循其法度，调而理之，法以度之。七日之内，初生胃弱，不必加饵，少顷即愈。法以父母各呵儿囟七遍，父先咒之曰：尔为吾儿，顺适其宜，我精我气，受夭弗迷，阴阳纲纪，圣力扶持，薄有违令，随呵愈之，急急如律令。母复呵咒之曰：尔为吾子，胎气充汝，我血我脉，毋艰毋阻，万神唱生，百福为主，稍失调度，随呵而愈，急急如律令。次煎葱白玄参汤或五木汤，候温浴立效。

议 血 眼

议曰：胎气充足，儿将分降，胞囊已破，先行清水，其儿既诞，血即送下。缘由胞气颇涩，转则差缓，其血压瘀眶眦，遂致溅渗。盛则灌注其睛，不见瞳人②；轻则外胞赤肿，上下烂眩。若投凉药，必寒脏腑，宜与服生熟地黄汤，流行气血，或用杏仁二枚细嚼，乳汁三五匙，腻粉少许，蒸熟，以绢片包蘸，频点，功效。重盛者，加黄连、朴消最良。

议 卵 肿

议曰：外名膀胱，内通肾脏，一处承受，三经所传，其外

---

① 颐颡（sāng 桑）：颐，面颊，腮；颡，额头。
② 瞳人：即"瞳仁"。下同。

肾冷热，皆由心气主之。心经有热，热入小肠，或赤或白，或淋或涩；心经有寒，寒流膀胱，或秘或疝，或肿或光。凡儿初生，两个石子俱大，光浮，名曰卵肿。一边差大，名曰偏坠，盖由惊气所行，传受于中，或母怀孕，惊忧之气不散，胞胎之间，儿亦受之，所以生下便有卵肿。外宜黑散敷之，内用清心顺之。黑散者，用黄连、黄芩、大黄、黄柏等分，烧留性为末，猪胆汁同蜜调敷之，立效；清心以犀角地黄膏与服，若有热，大连翘饮。宿夜安定，晨朝庆之。

议蛆疮

议曰：初生牙儿至于长大，三焦四体、五脏九窍皆持全功，不作疮痍者，元因良妇善护胞胎，不贪淫欲，从已受胎，至于降生，更不交侵，男女实幸，其儿气血相参，荣卫相顺，脏腑自和，皮肤自滑，一见儿孩肌肤头面，斯可知之矣。呜呼！为人起根，成自一点不净之物，处母胎中，渐敷形状，临产之时，真智相投，以随业力而生。其有匹夫匹妇，何以知其至理，恣心合意，即于临产之月，尚行房事，以乱其气，以伤其脉，以耗其神，以败其血，儿生之后，遍身痍溃，满头疮疡，精神不爽，啼哭烦躁，并是胎内所受，以秽触净，以邪干正，贤士明公不言，而唯愚鲁鄙野，岂可告哉？谨书请鉴，切幸听之。

议鼻塞

议曰：凡儿禀赋，胎气充实，三关九窍，五脏六腑，内外呼吸，上下贯通，流行百脉，正顺三焦者，皆由所协元命自然之气也。凡产牙儿三朝五日，六晨一腊，忽然鼻塞，吻乳不能开口呼吸者，多是乳母安睡之时，不知持上儿子，鼻中出息吹着儿囟，或以水浴洗，用水温冷，不避风邪，所以致儿鼻塞，宜与通关膏敷之，消风散服之。或有惊悸作热，杜薄荷散与服。通关膏用白僵蚕、猪牙皂角、荆芥、香附子、川芎、细辛等分为末。

议 聤 耳

议曰：凡儿胎气不充实，关窍不通利，盖由禀赋不足，胞养有亏，脏伤肾经。肾为根本，水之一数也，外应耳孔。或云水入耳，或曰乳汁入耳，较之即非。儿生气脉根壮，脏腑固实，虽水及乳入耳，必不此作，自是气不充，脉不实使之然也。儿无补肾之方，但清心肺而已。初生之儿而有作，尤甚重也，卒难疗理，用药敷掺少愈。愈而复发，至于过周，与服黄芪、白茯苓、人参、白芍药、川当归、熟地黄、甘草等分，作汤剂，以固其内，内若固实，不必掺敷，亦自瘥愈。掺方用壁上蜘蛛一枚，瓦上火干，坯子、白矾、脑子、麝香各少许，同研令匀，鸡羽引入自愈。

议 便 血

议曰：儿生七日之内，大小便有血出者，此由胎气热盛之所致也。母食浓酒细面，炙爆腌咸等，流入心肺，儿在胎内，受之热毒，亦传心肺。且女子之脏，其热即入于心，故小便有之；男子之脏，其热即入于肺，故大便有之。血出淡淡，有似坯水，盛则其血加鲜。凡遇有此，不可它药，尽以生地黄根研取自然汁五七匙，一二匙蜜，半匙和匀，温温与服，移时安愈，男女皆效。不请疑消，甘露饮宜兼与服，不必它药。万一无恙，勿自妄投丸散徒咎矣。

卷之五

议 发 痈

议曰：母患血热，儿在胎中受之，其血亦热；母患气壅，儿在胎中受之，其气亦壅。初生受母血热气壅，聚在经络脏腑之间，积滞不散，久则成毒，毒气相交，内不通利，即从外消；外无能消，其血与气壅在一处，多是生背臂，或脊督脉肿大如拳，红赤似血。其儿本体，是一块腐血，又加①生一块壅毒，卒未能消，医有何法。善述之士，全不劳苦②。若以针灸熨火取次攻之，十不得一。外敷用朴硝、天南星、川当归、秋芙蓉叶、黄蜀葵花、乳香、木鳖、无名异。其壅已熟，即研丁香少许，津唾调敷绿豆大，良久破溃。脓血迸出，宜服托里排脓消毒散热药，宜用生甘草、栝蒌根、苦桔梗、川当归、绵头漏芦、锦纹大黄，等分为末，服一钱匕，煎热与服，以利为度。克效万一，不可慌乱，意欲速消，以恶毒草药，致咎难保苦哉。

议 撮 口

议曰：儿患诸风疾，传入恶候，致于撮口，病致危急。凡有脐风撮口、胎风撮口、锁肚撮口、吊肠撮口、卵疝撮口，应病悉入成风，风入心脾，俱能发作。夫患在撮口者，皆结郁于中，干及肠胃，闭不得通，气不能化，腹中满胀，肚上青筋，撮口不乳，证状甚急，若不速与利下，无因救疗。医士若将撮口以为常，则候传入，岂可投药应患。用以真珠天麻丸利之才

---

① 加：日抄本同，明抄本作"如"，义长。
② 全不劳苦：明抄本作"不惮劳苦"，义长。

通，疾去气和儿活，用者敬信而已。

议合谷道

议曰：胎受已满，产降必全，尽一气而包养，开九窍以通连，在乎十月之中，形骸已具，分娩片时之内，谷道无穿。所缘儿在胎中，九孔七窍[1]若不通利，如何四体百骸而能生长，斯由热壅所致肺经之极结于肛口，闭而不通。降生之后，无复滋养，干燥而合，若投寒凉之药，愈闭不通，若下温平之药，而又不通者，即是儿气不顺，肠胃虚涩，谷道干燥。闭合可畏，方不详载，药无验速。至于此等所受，须当以物透而通之，金钗为上，玉簪次之，苏合香丸纳入孔中，凡刺一二寸许，屎出为快也。曾见肛门肉合，小便通利，大便至死无能通者，愚鄙烧火箸刺之，事出不得已。既然肉合，决无奇方，试以金玉重刀刺之，尤胜火箸。智者别有妙法，请著其后，以济哀苦，宜哉！又有初生胎热，一二日不通者，与服洗心散，以通为度，四顺饮加荆芥煎，至良。

议闭小便

议曰：小肠乃心之府也，水窦流行，随其气而利之。心气若壅，小便不利；心气若冷，小便多洒音鲜，谓洒淅也；心气若寒，小便多旋；心气若热，小便艰涩；心气积热，小便白赤先赤而后白者是。所言闭小便者，医谓下结腹肚，胀紧膨满不通，其结热盛，用力努旋，点滴而出，乃是闭不通利，于心疼痛，精神昏悸。速用生大地龙数条，蜜少许，研敷茎卵，仍烧蚕蜕纸灰留性，朱砂、脑子、麝香同研，煎麦门冬灯心汤调与服，移

---

① 九孔七窍：日抄本作"七孔九窍"。

时见效。

议 盘 肠

议曰：气和乃升降安乐之由也，气逆则壅结疾病之致也。幼幼有患盘肠，非暴所得，元由气郁积久不散，荣壅卫结，五脏六腑无一舒畅，其气乘虚发作，滚流上下，筑隘于肠胃之间，有声咕噜连连，而设如猫吐恶，视之不忍，何以所堪？嗟乎！一身四大无主，又有吊肠一证，寒气壅结，内不伸舒，虽不引气，鼓动脏腑，胸膛与脐上下吊促，躬曲伛偻，就忍疼痛。二候既作，骇医惊众。然俱气所患，受发不同。盘肠宜以匀气散加沉香煎，服之无不愈。吊肠当用真珠丸加以沉香、乳香煎，钩藤汤送下，微通即瘥，然后更与调气，顺助根本，方佳胜也。

议 咳 嗽

议曰：咳嗽属肺经所主，肺主气，外属皮毛腠理。凡诸牙儿婴儿，日夜切与保持，毋令风吹脑囟背膂，致使肺受寒邪，咳嗽不已，作热多痰。若被风吹，即日感受，次①第传之五脏虚处，即任所入。盖初生儿气微，易得传变，良由顿动五脏，有伤和气，五脏不和，三焦不顺，故有传变。是以我生于一，肾水也，肾主虚邪；生我在五，脾土也，脾主食吐逆、虚痰、四肢、唇口；我生于三，肝木也，肝主风、癫痫、眼目；克我即二，心火也，心主惊、恐悸、顽涎、血脉、颧脸。其嗽传受，或吐逆，或痰涎，或厥冷，或恐悸，至眼目两眶黑紫，如被物伤，成重发痫。古人云：久嗽成痫。谓药力不及，候已传过，难可调理，预当告之。

---

① 次：原作"吹"，据日抄本改。

议 呗① 乳

议曰：产妇血败者当下，荣者化乳，血下不尽，母致其疾，乳有不调，儿招其病。凡儿吻其乳，有不到于胸膛，气滞积隘，或冷或馊，故以呗出。或问之，无恙否？曰不宜也。久呗令儿神困力乏，气怯肌羸，脾家若虚，逐作痫疾，及至成疾，脾风定矣。初生与周晬之儿，胃气未备，谷食未登，全藉吻乳，快和无恙，自然脏腑充，百脉顺，肌体壮，神气清。幼幼失乳，如人绝食，食为根本，资养性命，岂可绝乎？乳幼本质柔弱，血气轻微，脏腑浅薄，根基危脆，岂可失乎？乳之若失，乖缪甚多，乳之若绝，性命难保。其或母用性不顺，则气血乱，气血乱则乳汁不和，乳汁不和，令儿呗逆，宜其速与疗理，若作寻常，必致害生。小沉香煎及盐豉丸兼与服之，当钦其验。乳母宜服藿香正气散加枳术，至良。

议 自 汗

议曰：血不荣则神不备，气不卫则脉不充，理其血用和其气，安其神用调其脉，阴阳均平，气血相参，百脉顺流，三焦五脏自然以益其体。初生至周晬之儿，不可自汗，自汗即亡阳，亡阳即气怯，气怯即脉虚，脉虚即神散，神散即惊风有②作，惊风已作，搐搦施为。医者失之究竟，血不荣，气不卫，作疾不轻，为害必大。祸生起于微，人事何不察，庸夫反笑之曰：自汗岂能成风痫耶？愚曰：渠莫知其所以然者，非我友也。举此一端，虚以类之，智者应有诮云，观其澜而探其海，知其末须明其本，通变之士，审乎得失，是是非非，不离乎中，裁度

---

① 呗（xiàn 现）：不作呕而吐，亦泛指呕吐。
② 有：日抄本无此字，疑衍文。

疏谨而后已。疗乳幼自汗，切勿止之。方用白术一分，小麦一撮，水煮令干，去麦，为末，煎黄芪汤调与服，以愈为良。若以止汗，反为闭气，作热烦躁，所谓气血相参，则汗自止矣。

议自利

议曰：自汗不利者，由血不荣，虚于表也；自利无汗者，由气不卫，虚于里也。其或有自利亦自汗者，荣卫俱虚也。凡为其人，止籍血荣气卫，扶育身体，血既不荣，又气不卫，里外不相参，上下不升降，关窍不开通，经络不调适，荣卫不循环，脏腑不充实，且医工何以良饵？则性命何以保持[1]？究竟在始，醇全幸之。良由水谷不分自利，肠胃怯弱自利，脏腑不和自利，冷热相制自利，阴阳不调自利，荣卫不顺自利。前件自利，皆由气虚得之。初生幼幼，忽尔自利者，与顺荣卫，平调阴阳，制其冷热，和其脏腑，分其水谷，生其胃气，则内外充实，何泄利有作？宜以参苓白术散，加以车前、瞿麦、姜、枣同煎，更量虚实加减。

议哭无声

议曰：钟鸿声大，洞远流长，形处胞胎之中，受气充足，水火兼济，心肾不亏，耳目两窍相通，大小二肠相佐，所以发声清响洪亮者，根固本壮，禀赋充实，而自然之理也。初生啼哭，发声不出，呃呃而作，郁郁而为，其或短靰，上下气不相乘。医与果诀云：此由胎气不足，何更投药？假使成人，父母不悦，吁哉！根本不壮，何须药饵？如果木之萎，水奚宜也。古意速用父母呼呵，及以葱熨，令声发越，虽然妙理，奈缘目无根本，产子育儿，当知其

---

① 保持：原作"足持"，明抄本同，据日抄本、类聚本改。

义理哉！

议视无情

议曰：天地清朗，万物咸明，一气盈通，三元克备。人之受胎，应数降生之后，不以贫富，其子皆致精神全，气脉壮，视听欣嬉，而取与喜怒。周晬之时，于人事情怀，意旨忤叱①，以知其逆顺，方可谓儿孩性识之本也。其或周晬已过，不认名，不猥亲，常常皱颜蹙容，喎脸含啼，东唤西向，南呼北面，其坐若木，其卧若尸，其行即蹶，其立用掇，筋骨气脉柔怯虚弱，食不辞饱，渴不知饮，若也长成，慵蠢必有。如此胎气于数不足者，难保千日，良方妙剂，不谓此设。医宜察之，学宜究之。

议反身张目上窜

议曰：此等证候，系惊风恶逆所发。初生三五日之间，便有举目上窜，将身反张，然其非疾所作，情实骇人，凡医工必作惊风疗之，其候非也。万一所由，儿在胎中，受母饮食热毒之气，蕴在胸膛，诞下三日之前，宜与黄连去热，腻粉散毒，古人预计利害，其又与人参朱蜜汤，皆清心肺，积毒既化，儿获无恙。若不如此，则生个个反张上窜。或有无作之者，鄙妇不因食啖热毒之物，何可怪哉？或投惊风药亦不愈，但须明其所以用药，智者裁之，万一不由惊风所传，幸与详悉。

议乳失时哺不节

议曰：物萌失之灌溉，长必萎焦，儿诞违之乳哺，壮必怯弱。大凡生成之理，合乎中道者，以应运化之宜也。夫人失乎

---

① 忤叱（wǔchì 五赤）：忤，爱怜之意。叱，大声呵斥。

正理①者，乃违玄元之数也。凡儿在胎则和气养之，食不及乳，乳饱即不食，无致咎也，虽食无乳，祸害生焉。是故乳不可失时，食不可不节。乳失时，儿不病自衰，食失节，儿无疾自怯。乳者，壮其肌肤；食者，浓其肠胃，所谓乳哺二周三岁，则益其体。今人未周夺其乳，入月恣肥甘，岂不致疾，伤害孰为。吁嗟！

---

① 理：日抄本、类聚本皆作"礼"。

卷之六

小儿形证诀歌

初生牙儿一块血，也无形证也无脉。有惊当知是胎惊，有热当知是胎热。三朝绷抱未和①安，七日一腊古来说。脐风撮口老娘乖，锁肚清筋唇口撮。又有因邪客忤儿，不乳一宵神自脱，只将妙药保安康，良久牙儿命得活，若知难救命须臾，嫌儿指甲兼唇黑。女子初生小便血，正是胎中受热得，男儿两目闭不开，或患丹疮消毒良，血出须用生地黄。又有初生便发涎，或将向火或加绵，神情不稳目斜视，强直反张深可怜，医人若作惊风错，但只凉心便安乐，须宜以许地黄多，更加些蜜神仙药。牙儿未周不识惊，忌他声响不安宁。月内半周名襁褓，惊热须当顺变蒸，三十二日为一变，六十四日为一蒸，一十八次变蒸足，方有脉自寸口生。变蒸未②足在面部，左眼太阳阴右处，眉棱上下俱是木，准是中宫镇星土。耳间属肾常主虚，唇口两畔脾所居，面中颧脸属心火，惟有人中是肺都。五行相生重却轻，若还相克着功夫，顺候易理逆难疗，智不通令性莫粗。心主惊兮肺主气，肝主风兮脾主味，胃家不得冷兼虚，吐泻不止惊风至。自古皆言心主惊，五脏六腑有惊名。心惊血散气不复，流入虚堂百病生。肺惊吃水肺喘细，干呕无时脾胃因。肾候咬牙肝搐眼，夜啼肠恐脸红心。五心热是脾招悸，面青下白胆生惊。若在三焦终作渴，或入膀胱卵痛声。

---

① 和：明抄本同，日抄本作"知"。
② 未：明抄本同，日抄本作"木"。

脉指诀歌

　　小儿食指辨三关，男左女右一般看，皆知初气中风候，末是命门易亦难。要知虎口气纹脉，倒指看形分五色。黄红安乐五脏相，红紫依稀有损益，紫青伤食气虚烦，青黑之时证候逆。忽然纯黑在其间，好手医人心胆寒，若也直上到风关，粒米短长分两端，如枪冲射惊风至，分作枝杈有数般，弓反里顺外为逆，顺逆交连病已难，又头长短犹可救，如此医人仔细看。男儿两岁尚为婴，三岁四岁幼为名，五六次第年少长，七龆八龀①渐论情，九岁为黄十稚子，有病关膈论其因，十一痫疾号癫风，疳病还同劳病攻。痞癖定为沉积候，退他潮热不相同。初看掌心中有热，便知身体热相从。肚热脚冷伤积定，脚热额热是感风，额冷脚热惊所得，疮疹发来耳后红。小儿有积宜与塌，伤寒三种解为宜。食泻之时须有积，冷泻须用与温脾，水泻宜与涩脏腑，先将滞肠散与之。孩儿无事忽大叫，不是惊风是天吊，大叫气促长声粗，误②吃热毒闷心窍，急须吐下却和脾，若将惊药真堪笑。痢疾努气眉头皱，不努不皱肠有风，冷热不调分赤白，脱肛因热毒相攻，十二种痢何为恶，禁口刮<small>一作</small><small>滑</small>肠大不同。孩儿有病不可下，不热自汗兼自泻，神困囟陷四肢冷，干呕气虚神怯怕，吐虫面白毛焦穗，疳气潮热食不化，鼻塞咳嗽及虚痰，脉细肠鸣烦躁讶，若将有积与疏通，下了之时必生诧。孩儿实热下无妨，面赤睛红气壮强，脉大弦洪③肚

---

　　① 七龆（tiáo 条）八龀（chèn 趁）：龆龀，儿童换牙，泛指童年。《韩诗外传》："男八月生齿，八岁而龆齿。"

　　② 误：原作"谓"，据日抄本、类聚本改。

　　③ 洪：原作"法"，据日抄本、类聚本改。

上热，痄腮①喉痛尿如汤，屎硬腹胀胁肋满，四肢浮肿夜啼长，遍体生疮肚隐痛，下之必愈世为良。

指下脉诀歌

二三岁时看虎口，更如中指按高骨。浮即风生数主惊，紧是癫痫洪作热，沉细腹痛缓沉虚，泻痢多由此脉初，微迟有积兼虫盛，迟涩元来胃脘迁，四岁脉不在指端，一指高骨按虚实，五六滚转寻三部，平正关上为准则，七八稍移指少许，九十次第分位取，十一十二也同看，十四十五三指睹。小儿有病脉不多，先定浮沉迟数音朔数音所，沉迟为阴浮数阳。更看面部属何方，青色惊风白虚泻，赤生痰热黑难当，黄是脾家疳积作，医人审度疗何方。

三脉五脉宜说

凡看小儿初生至半晬之间，有病即与看额前眉上发际下，以名中食三指，轻手满曲按之，儿头在左举右手，在右举左手，食指为上，名指为下，若三指俱热，感受寒邪，鼻塞气粗；三指俱冷，脏寒吐泻；若食中热，上热下冷；若名中指热，夹惊之候；若食指热，胸膛不宽；若名指热，乳食不和。

议曰：半晬以上，方可看虎口；周晬以上，看虎口兼一指脉；若五百七十四日，变蒸满足，只与看一指脉，以食指滚转，分取三部。凡言三部者，非寸关尺，系小儿三部，面看气色为一部，虎口纹脉二部，寸口一指脉三部。五脉者，上按额前，下诊太冲，并前三部，谓之五脉。凡儿有患，不属恶候，即不

---

① 痄腮：又名大头瘟，以发热、耳下腮部漫肿疼痛为临床主要特征。

可与诊太冲之脉，其脉定生死之要会也。其证候危恶，故当诊之。不可看，恐污人情，伤于不任用也矣。

三关指纹要诀

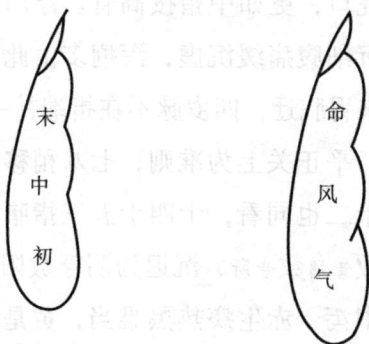

末关命门，中关风候，初关气候。

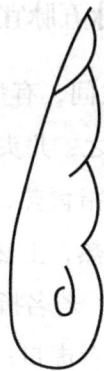

流珠形主膈①热，三焦不和，气不调顺，饮食欲吐，或泻作热，或肠鸣自利，烦躁啼哭。

---

① 膈：同"膈"。下同。

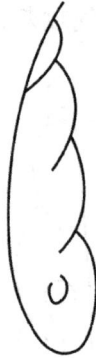

环珠形主气不和，脾胃虚弱，饮食伤滞，心腹膨满，作热夹食，虚烦顿闷。

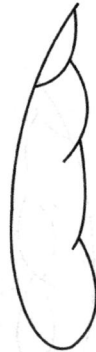

长珠形主夹积伤滞，腹肚疼痛，或有寒热，胁肋膨紧，食不克化，或虫动不安。

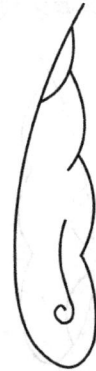

来蛇形主中脘不和，积气攻刺，饮食不下，疳气欲传，脏腑不宁，膨满干哕。

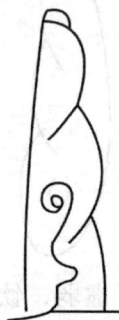

去蛇卷形主脾虚冷积，泄泻，或吐或渴，烦躁，气粗喘息，饮食不化，神困多睡。

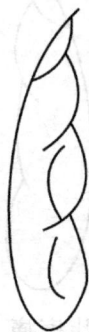

弓反里形，脉内感受寒邪，头目昏重，心神惊悸，沉沉默默，倦怠昏困，四肢稍冷，咳嗽多痰，小便赤色。

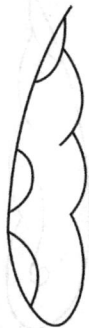

弓反外形主痰热，心神不宁，睡卧不稳，作热，夹惊夹食，
风痫证候。

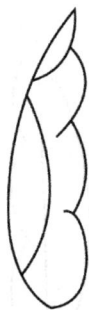

枪形主邪热，痰盛生风，神情恍惚，睡不安稳，欲发搐搦，
惊风传授。

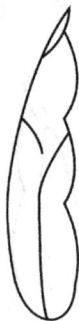

鱼骨形主惊风痰热，证候已定，可以截风化痰，利惊退热，
不作诸恶候，若已传过，必作它证。

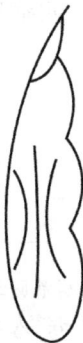

水字形主惊积食积，膈热烦躁，心神迷闷，夜啼，三焦不顺，痰涎壅盛，涎潮口禁，渐加搐搦。

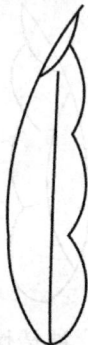

针形主心肺受热，热极主风，惊悸烦闷，沉沉默默，不食神困，四肢垂嚲①，及惊风暴发，痰延壅盛，搐搦等候。

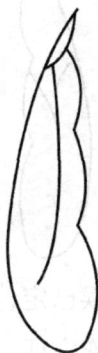

透关射指面主惊风痰热，四症皆聚停在胸膈不能散，其候所受虽重，证顺则可疗。

---

① 嚲（duǒ 朵）：病证名，人病筋脉迟缓而肢体垂纵。《广韵》："嚲，下垂貌。"《灵枢·口问》："黄帝曰：人之嚲者，何气使然？"清·张志聪《灵枢集注》："嚲者，垂首斜倾，懈惰之态。"

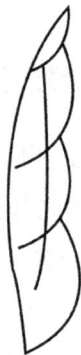

透关射甲主惊风恶候，受惊传入经络，风热发生，并入八候，虚痰不下，危急恶症，难可疗治。

指纹脉诀说 脉有黄红青紫黑色

议曰：黄色无形者，即安乐脉也；红若无形，亦安宁脉。有前件形者，即病之脉，次第而变。初作一点子，气关多红脉，至于风关，其色方变紫色，病已传过，青色已受之，极黑色其病危急，纯黑分明，其病不可疗治。三岁以上，病重危急，指甲口鼻多作黑色。盖儿脉绝神困，证候恶逆，虽有妙药良方，亦用孩童有命。

议指纹脉总要

议曰：消息指纹脉诀，考详诸家所载，参较至理，其说不同，所以钱氏王氏二家，文意并不该载，但只言论其证候而已。然而证候，且幼幼之疾，若不定其指端，说病是何用。仆留心颇久，其纹述之不繁，犹参诸家之善，前后所断龟鉴，较其正理醇乎醇，故不劳再三乃诀定，如此者，挺然微妙，曲全一家直指，明智之士，试更考之，必有益诸形容，毋曰管见可也。

详解纹脉

议曰：流珠只一点子红色，环珠其形差大，长珠其形圆长，以上非谓圈子，总皆红脉贯气之如此。来蛇即是长珠散，一头大一头尖，去蛇亦如此，乃分其上下，故曰来去。角弓反张，其里外，向里为顺，向外为逆。枪形直上，鱼骨分开，水字即三脉并行，针形即过关一二粒米许。射甲命脉，射外透指，命脉曲里，一十三位，悉有轻重，元由一气，自微至著，从渐至总，轻重参详。前云五色者，曰黄、红、紫、青、黑，由其病盛，色能加变。又传加进，即越黄红之色，红盛作紫，又有红紫之色；紫盛作青，又有紫青之色；青盛作黑，又有青黑之色。至于纯黑之色者，不可得而疗治之也。

卷之七

小儿面部气色并序

夫天地有仪，故禀赋生成相貌；男女方质，犹阴阳假合形躯；五体之中，面目彰乎气色；五脏之内，神魂布以灾祥；形究真邪，潜一气而分部位；脉推隐显，洞诸经以测源流；克伏侵临，刚柔升降，生我我生，即凶中获吉；克他他克，应顺里招殃；肝家无气，常宜肾水澄清谓有精神气全①；肺准多光，必惧脸颧火焰凡人有火色，主灾，何况小儿；唇红作渴，颊赤饶惊，眉头霭霭，父母宁忧，额上昏昏，医工少乐。凡理婴孩，先看面部，定气察色最为要也。良由内有疾而形于外，是以本位与地位一体，和悦易安。气色共神色交参，病传难疗。先求逆顺，次较盈亏。交侵临入，不逃乎源，危笃生死，必知乎本。辄述于上，诸更推详。举一隅以类众隅，请三索而还再索，妙在智远，良用心通，医工善理。所谓多智多谟②，药效方书，宜其广知广见，深求决定，取舍专诚，良师致力，不昧乎方，学人行医，须尽其理，至诚亹亹③，难以述之，务学惟精，得中为妙。

五脏五色本位

心主红，脾主黄，肺主白，肝主青，肾主黑。

五行相生：金生水，水生木，木生火，火生土，土生金。

---

① 全：原作"主"，据日抄本、类聚本改。

② 多谟（mó 模）：指多种治疗策略选择。谟，计谋、策略之意。

③ 亹亹（wěi 尾）：亹通"勉"。《尔雅·释诂》：亹亹，勉也。《汉书·张敞传》：亹亹不舍昼夜。亹亹，本义缓慢流动，无止无休的意思，此处用来形容孜孜不倦。

五行相克：金克木，木克土，土克水，水克火，火克金。

五行本生相侵：心气侵黄，脾气侵白，肺气侵黑，肾气侵青，肝气侵红。

五脏本生相临：心气临青，脾气临红，肺气临黄，肾气临白，肝气临黑。

五脏胜伏相交：白色交心，黑色交脾，青色交肺，红色交肾，黄色交肝。

五脏受敌克入：黑色入心，青色入脾，红色入肺，黄色入肾，白色入肝①。

五脏畏爱：肺本辛金畏丁火，爱己土，肾本癸水畏己土，爱辛金，肝本乙木畏辛金，爱癸水，心本丁火畏癸水，爱乙木，脾本己土畏乙木，爱丁火。

五脏子母生成：肺脾是母，肾是子，肾肺是母，肝是子，肝肾是母，心是子，心肝是母，脾是子，脾心是母，肺是子。

分定五位所属

心脏部位

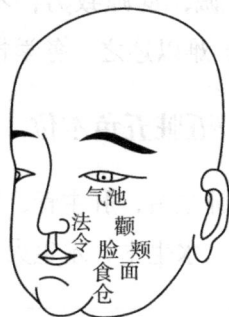

颧面脸颊，心火所属，气池之下，法令之傍，食仓之上，高骨取之，一寸二分，皆属心之部位。

---

① 黄色入肾……肝：原脱，据日抄本补。

脾脏部位

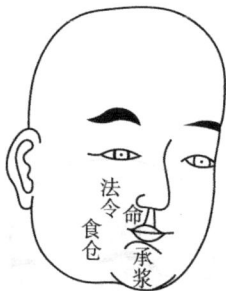

承浆之上，人中之下，法令之内，食仓之傍，其合即唇，其开即口，合即属脾，开即属心，四方二寸四分，撮动之所，皆脾之部位。

肺脏部位

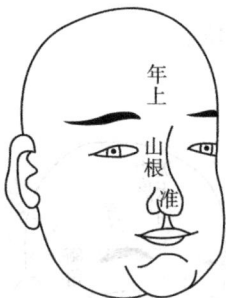

准头至山根，两孔并中梁，眦头直下，年上寿上，里外通息，皆属肺之部位。

肾脏部位

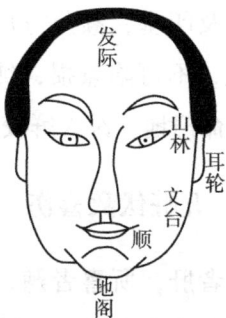

耳花及轮廓，文台山林颐，发际兼地阁，四维如海岸，皆
属肾之部位。

肝脏部位

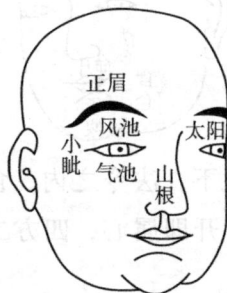

风池与正眉，气池泡眦头，上下眨动处，太阳及太阴，连
及山根所，皆属肝之部位。

命门部位

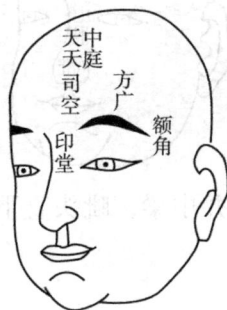

天中与天庭，司空及印堂，额角方广处，有病定存亡。青
黑惊风恶，体和滑泽光，不可陷兼损，纯黑病难当，青则甚忧
急，昏黯亦堪伤，此是命门地，医人鲜较量。

五脏伏敌喜伤

肺所伏者心，所敌者肝，所喜者辣，所伤者焦苦，二变七
蒸之脏，和则喜欢，气爽神清魄强，疾主喘满咳嗽，伤风作热，

虚痰壅盛。

肾所伏者脾，所敌者心，所喜者咸，所伤者甘甜，五变十蒸之脏，和主行坐，嬉戏笑语，疾主崩砂黑齿，咬牙，聤耳脓汁。

肝所伏者肺，所敌者脾，所喜者酸，所伤者辛辣，初变六蒸之脏，和则魂魄壮，意智生，疾主风挛搐搦，眼目肿赤疼痛。

心所伏者肾，所敌者肺，所喜者苦，所伤者咸卤，三变八蒸之脏，和则情性悦乐，疾主惊痫恐悸，虚躁啼叫，谵语狂烦，涎流口角。

脾所伏者肝，所敌者肾，所喜者甜，所伤者酸酽，四变九蒸之脏，和则消谷气，美饮食，疾主呕哕疳积，虚痢痞癖，潮热，不思乳食。

面部气色总现

五位总作，流波泛淀，隔窗照蓝青色者，惊积不散，欲发风候，其神彩观觑不稳，上上下下，症变风生。

五位总作，闪烁焰射，丹炉映火红色者，痰积壅盛，惊悸增进，其神彩视物不定，恍恍惚惚，候变惊速。

五位总作，混滚泥浆，衣传土墙黄色者，食积癥伤，欲作疳候，或痞癖有之，其神看顾散漫，昏昏沉沉，其候寒热潮发，饮食不掀，气粗短满，困倦喜睡，呕哕有之，泻痢有之。

五位总作，溅溅浮虚，野露入谷白色者，肺气不利，大肠滑泄，水谷不分，欲作吐利，其眸凝浊，失其精神，朦朦胧胧，性情不有，光滑全无，五脏少实，百脉多虚，或吐利之后，有失调补。

五位总作，漫漫黯黯，尘灰弥覆黑色者，传不顺症，变即逆候，表里有亏，脏腑欲绝，其血不荣，其气不卫，荣卫失序，经络流注，凝滞于脉，为疾危恶，其神昏冒，沉沉默默者，为人不久也。

五脏分部定位

肺部所主

鼻孔名井灶，尖处名准头，眼尾名大小眦，中央坎陷名山根。若鼻孔黑如煤，即肺经焦，或作黑燥如墨者，即肺家绝，其候难治。鼻中赤痒，痁盛蛔长。或泻白涕，脑寒困寐。或流清涕，伤风喜睡。肺热鼻塞，因息吹得，有妨吻乳，关窍闭阻，感风寒邪热亦如此。鼻下生疮，溃烂即疳，鼻中常臭，积热为咎。

肾部所主

耳穴之前，名曰耳花，耳船名轮，轮里名廓。轮廓焦黑，肾家虚热，其黑如炭，肾绝死旦。耳门生疮，卫积非常。耳中脓出，肾热疳极，臭名聤耳，脓汁不止。疮痒如烈，其候虚热。忽听不聪，心肾气壅。常作哄哄，热气上攻。或如虫刮，荣虚卫热。耳轮如水①，麻豆相侵。耳叶红热，伤寒是则。热极内痛，肿气相攻。清心凉膈，关窍通塞。儿孩两肾，常虚无病。若有攻击，使令无益。

肝部所主

眼睛有穴，内藏其神，外究五轮，眶眭②属脾，热即生眵。

---

① 水：明抄本同，日抄本作"冰"，义长。
② 眭（gāi 该）：目大貌。《集韵·咍韵》："眭，目大儿。"

两眦属心，热痛如针。白属肺家，热赤生砂。黄属肝脏，昏瞀翳障。中心瞳人，肾热不明。儿孩眼目，痛即便哭。良方对治，更与忌毒。或患丹疮，从里为殃，经效良药，速疗无妨。眼本属肝，怕热怯寒，令有治法，极理何难。眼忽连眨，惊风交杂，忽然窜视，惊风已至。肝绝定睛，或翻无神，瞳去中陷，十无一生。

脾部所主

唇即口门，语言之尊，舌居其中，饮食之宗，齿牙咀嚼，咽喉相约，牙质既刚，角宫羽商。婴孩未定，唇口见病，上即人中，下乃承浆，上下四方，皆属脾乡。口内属心，心脾有热，舌疮唇裂。三焦蕴热，唇红如血，深红重渴，轻即流沫，鹅口慕口，木舌重舌。脾肺热就，口内喷臭。脾肾气寒，色如死肝。大惊一吓，口干唇白，时时积惊，渐渐传心，心气不足，令儿烦哭。何知脾绝，指甲皆黑，目无神光，医者知亡。五种撮口，惊风最恶，可医论方，无路莫错。

心部所主

眼睛直下，高骨之中，名之曰颧，颧下曰面，面里名脸，属心无别。黑即沉困，青即惊悸，赤心发风，白乃疳气，虚黄卫积。浮肿气逆，相顺则安，相生则吉，相反病乖，相克证失。医士喜之，平常不动，良士恶之，其色反弄。应病弄色，九分不得，心绝何因，大叫数声，过关不叫，必作鸦声。夫人一身，主事于心，心不可病，神散呻吟，儿童心真，才热伤神，神既昏乱，当与调荣①血即养心，荣乃主之。心为身主，常安能语，忽

---

① 血即养心，荣乃主之。

然加热，谵评①骇汝。心要常清，邪干不宁，医工究竟，药莫乱陈。

议曰：人之五体，以头为首，首中有面，面中有睛，睛中有神。神者，目中光彩是也。或隐或显，或横或冲，应位而现。病之顺即顺，疾之逆即逆。色者，青、黄、红、白、黑是也。初发则我生而侵之，次则生我以临之，盛则我克以交之，重则克我而入之。侵即有犯，临即相干，交即过位，入即通度。然其白色者，白似枯骨，又如烟雾腾空；黑色者，黑如冷灰，又如灶尾尘埃；红色者，红若朽木，又若赤霞照谷；黄色者，黄似晒竹，又如败叶经霜；青色者，青如冬瓜，又如荷叶盖水。察之侵临交入，究之生平克伤，加以听声而应之。一数圆长，谓其如水洄涡漩伏流声也；二数焦锐，谓如焚薪爆烈之声也；三数散皲，谓其如朽腐蠹折之声也；四数洪亮，谓其如钟磬之器响韵之声也；五数颓弊，谓其如墙倾，岑②陷崩场之声也。在疾病而有变，于证而有应，五行互驰，一气易更。色有滞者，从幼至长，气干犯者，随受以传。或善或恶，惟生五脏相参，百脉相领，轻重相传，自然应现。夫医家者流，习小方脉术，传变证候，预知之者，世之上士；调理证候，听声察色，观气辨形者，医之中士也；其或不论面部，亦不究脉，但于所发证候，随疾用药，或中或否，虽曰医止，必末尽善，斯为下客。倘能如此推穷，诀定气色，可以布设未兆之功，可以预防也。

---

① 评（zhán）：病证名。语出《伤寒论·辨太阳病脉证并治》等。即谵语。说梦话；病人呓语。

② 岑：诸本同，疑为"岭"之误。

卷之八

病症疑难序

观夫泰岱奚由，累工混沌。名山川源，取次湍流，盘旋到海。天地有自然之理，至哲无造化之功。医究一门，道通千圣。小方脉者，乃众科出伦，议论之要也。凡为调理，先裁可否之宜。学习篇章，首察艰难之属。谁知活人作德，我敬医道通仙，阴阳昭然，行功获矣。於戏！得师奥旨，未契全真，识性悟机，方为至妙。前贤著议，后学推诚，已述渊源，须穷确实，持灯晦夜咨嗟，擿埴索途①，捧宝晖晨，勇跃良工与鉴。仆辄剖疑难事，聊陈管见，因由一十八章。聿希同志，讵堪品藻，非涉狂诬，试详浅陋之言，必展恢洪之臆，一隅再举，三复方钦。

病症疑难一十八篇

逆症似顺

议曰：顺逆有别，阴阳不均，证候相加，色脉致乱。惟是惊风发作，按脉察症以较之。阳候症脉，俱得其阳，阳者顺也；阴候症脉，俱得其阴，阴者逆也。阳候有阴脉者，其症欲传；阴候得阳脉者，其症反是也。谓如急惊风乃是阳痫，得脉浮数洪弦，阳中之阳；又有得脉沉缓，阳中有阴。慢惊风乃是阴痫，得脉沉细迟弱，阴中之阴；又有得脉浮大，阴中有阳。所言逆症似顺，乃谓阴中有阳，助阳不醒，回阳不生，其候偏亏，虽

---

① 擿埴（tī zhí 踢直）索途：《法言·修身》："擿埴索途，冥行而已矣。"李轨注："埴，土也，盲人以杖擿地而求道。"擿，探之意。

则阴中有阳，其阳非真，脉使疑二，不可攻理，详而知之，察其可否而后已。

阴证反阳

议曰：小儿伤寒，惟察表里而理之，不以阴阳证候究竟者，盖无关前关后之脉，所谓纯阳之孩，合而言之。此说阴候者，慢惊是也。凡儿吐泻，疾作慢惊，其候无反症，良由急惊传来，已成阴痫，药用寒凉，证入慢脾。药用燥热，其候反阳者，反从阳也。其脉愈盛，其证愈逆，故云反也。阴阳俱坏，实谓难治，医工不知其所以，但见其搐搦，肆意退热截风，良久却不引搐，但只合眼聚痰，冥冥如睡，证候有如此，何药理之，请试较之。

阴盛强_{上声}阳

议曰：慢惊风候，谓之阴盛。又其欲绝之时，虚痰上攻，咽喉引气，呼吸粗大，其脉浮数，其症强阳得之。医工将谓阳回以得其所，宜与下痰，药用太迅，痰涎即时随药而下，儿命即时随药而化。众言医杀之，愚曰非也，谓渠无智，不识症绝而用之，虽不下药，亦死之矣。

虚极生热①

议曰：痁候有作，斯症初发，即谓痁气，次第传至痁极，是谓虚极之候，阴阳二气不匀，上下气不升降，荣卫两虚，脏腑滑泄，岂可攻疗？善医痁者，随顺药饵以助之，淡薄饮食以扶之，荣卫渐得均匀，气脉方得升降，既而阴阳二气已得调和，脏腑已匀充实，肌肤已自肥壮。医工已知痁传在虚候，名作痁

①　热：原脱，据明抄本、日抄本补。

极，遂与补气药，服之稍多，反生大热。所谓虚极勿补，热盛烦渴，疾作痁劳，名曰丁奚，皆由药助，虚极生热而致之也。

冷久必寒

议曰：癖积已作，证候所传，自是孩童饮食不化，气滞中脘，再食停气，复伤前积。积之为病，皆致其冷，冷之既久，脾胃虚怯，虚怯既存，阴阳相胜，寒热间发，痞癖有加，脉气无定，医工不理阴阳，令其均平，但作痎疟治之，或投砒，或投粉腻粉也。利下太速，疾不去根，为患反重，难施和剂。良由利动脏腑，虚必入腹，发作烦躁，腹肚胀紧，气喘短促，难以调治疗理。此等证候，究心毋忽，保全是幸。

热多作燥

议曰：热分内外，身藉阴阳，一气受邪，三焦致热。三焦者，本质无状，隐伏得名，所通五脏六腑，相干血脉皮毛，温平由实，燥热由虚。静则为之一名，动则分之三所，上焦喉管至臆，中焦至于中脘，下焦至于丹田，以大拇指展中指作一握，自咽喉坎处分作三停，则知上中下三焦所寓也。温极即热，热盛即燥，燥盛即焦，寄于其中矣。大人患此犹尚不可，况小儿三焦隐伏，热多作热，寒凉之药所投不堪，毕竟从长何剂调理，若不早疗，疾作无辜。

理实致虚

议曰：虚则作疾，实亦是病，按实理虚，遣病去疾。内知其冷热，外审其证候。三实两虚，神不安居。三虚两实，人有得失。虚之为病，其候则速，实之为病，其候则缓，实未致害，虚即作祸迅矣。肝心脾肺肾，子母相生，肺肝脾肾心，五脏相克。且如脾胃经虚，呕哕不食，又心气不足，惊悸有作，所疗子母俱虚，小便闭涩，利之可乎？所以知其由者，母虚靠子实，子虚藉母荣。其又肺家有热，宜泻之？否；大肠滑利，宜温之？可。医工但究母虚，理其子实，若攻其子，则母亦虚，所谓母能令子实，子能令母虚，脾病泻心，理实致虚矣。

利表伤里

议曰：伤寒、痘疹，皆论表里，二义不同，所受反是。伤寒所传，从表入里；痘疹所发，自里出表。作热形症与伤寒颇似，病家不究轻重，所受相尚。与服升麻葛根汤，或过剂饮饵，其表已解，其汗不止，汗出稍多，里虚作渴，且热乘热，悉化疹痘，自然迥出。所缘逐其热，利其表，遍出虽多，疹亦不成，痘亦不是，比比①小赤。由其热力有限，里外不相续，荣卫不加助，即于中道而废，渐作黑陷，非食毒感风之咎，自是助发大过，失其自然之理，至死莫知其由。是谓利表伤里故也。使良方妙剂，难以助手，哀哉！

退热作渴

议曰：小儿发热一症与大人同，热在三焦方渴，肺经②不利，虚烦方渴，上盛下虚方渴，水火不相济方渴，伏暑蕴热方渴，津液燥竭方渴。渴症本无，但有其热，热在乎表，攻动其里，里自无热，受之以虚，表热传里，反致其渴。表里俱虚，引饮入脾，头面手足受湿，虚浮作肿，医工下之，从增其病。宜与扶表救里，庶几有命，方得获幸，疾症于此，死者多矣。

疗惊发风

议曰：有痰者，必有热随之；有惊者，必有风继之。利其

---

① 比：日抄本作"此"。
② 经：原作"惊"，日抄本同，明抄本作"经"，义长，据改。

惊其风岂有，散其热即痰不生。此医家者流，所得其宜，调理证候，截风定搐，以明其要也。如此常见豪贵家，才见孩童有热，不问原因，便投惊药，日辄数粒，月既积多，虽则惊悸不作，怔①恐无妨，其儿所服寒凉药多，脾胃虚弱，不吐即泻，遂成慢风，更与惊药，愈加其疾。调理医工，当究其后，免负其重，祸害生焉。

风痰隐久

议曰：风者，肝主之。肝稍不和，则风所由纵。痰者，脾受之。脾若不壮，则痰所由盛。痰之与风，惊之与热，四证互驰，则流行于经络，之由传变它疾。所有风痰相袭，久而不化，隐在肝脾，所由饮食冷热相干，故不自散，虽则疗理，愈而复作，以至长成。且风痰常常在牙颊之间，吐茹无尽，生发有因。其风痰致病，或作齁𩞃②，或作喘息，或硬牙关，或肿颐颊，临于肺则咳嗽，干乎心则恍惚。善术医士，未能速与下其痰，恐风猖狂。若逐其风，又疑痰作梗。须是风痰并化，妙药奇方，以徐以渐减瘥可也。食不禁戒，服药无功。若疗风痰，深意究竟，不可致缓，久则害发，于疾当宜察之。

惊热无时

议曰：因惊而得热，其热常发，不系乎心，而属乎血。更加气血荣卫，毋得循环，惊热时常发作，或生疥癣，或发疮痍。热来神困心虚，热去唇焦口苦，呻吟求饮，恍惚忘饥。儿孩受此艰辛，药饵如何救疗？人参、羌活，总不相关；蝎尾、当归，

---

① 怔（zhōng 中）：惊惧。

② 齁𩞃（hōu è）：指小儿因有痰母而引起气促喘急，喉间若拽据声。

有些把柄①。更寻妙饵，病不干心，说道难医，请诚着意。

恐悸喘息

议曰：惊悸心属，喘息得同而言否？愚曰：非心主之。若心所受，其疾不作喘发。是知肝藏魂，肺藏魄，魂魄不安，恐悸伤乎肝肺。肺受其惊，而受其喘，须求水饮；肝受其惊，发喘细细。若张口大喘者，肝肺不利，镇心安神，调气定喘，必未尽善，当于损益魂魄丸散，泻心补肝，立见功效。所述疑难，更请探颐，毋蹶高志②。

食噎咳逆

议曰：儿孩睡息，魂魄恬游，击响高声，伤乎其神，睡中不稳，乃心不宁。乳幼饥渴，饮食宜细。掇物触志，伤乎其气，令肺作噎，干脾发噫。其气逆不升降，其志分不伸舒，阴阳差忒，胸襟郁闷，良久取气发声。食饭面黑，啼哭声焦，轻则咳逆致躁，盛则咽塞不通。所受之后，常作咳逆者，良由食噎触击，闷挫关窍，宣通脏腑即不宜，升降荣卫乃利益。若不早治咳逆，肝③肠终身致疾而难疗矣。

令子无辜

议曰：夫人所藉者，阴阳而生；所宜者，气血而长。血气不顺，则五脏以违其和，阴阳不均则百脉以乱其体，流之于表里相参，注之于经络致急。凡周晬乳儿，等闲捉拳，又更齐齿，身体检束，头目摇动，此乃阴阳有亏，荣卫失正，疾名猢狲禁，十二种无辜疾之一也。母情不识，见之喜笑，复作体态以教令

---

① 把柄：底本作"巴鼻"，音转。
② 志：日抄本作"安"。
③ 肝：日抄本作"于"。

如其然也。久而不已，愈加其遍次，非风痰之所攻，无惊热之致作，当为舒其气，调其脉，均其阴阳，适其洒淅_{上鲜下息，里}寒有作。休言乳幼无妨，曾见父母恸哭。

受气不足

议曰：三才降气数成，方谓为人，万象论功道合，始知得志。胞胎既备，心定神全。血脉未充，骨萎体①薄。筋力藉乎骨髓，智谋出乎心神，为人恍惚者斯可知，多志者应由是，伛偻者乃如然，侏儒者必若此。不及数之重者，候存五软；大过受之深者，身负五硬。由其肺心脾肝肾所属者，气血脉筋骨所受者，体舌臂项膝，其或有疾，于证候不及，议者往往无辜。无辜形骸，必定受气不足。谓如五硬五软，只许闻名，稍有求医，难著方药，后进孰谓堪与疗理者，野老付之一笑。

饭多伤气

议曰：幼幼未降，形处胞胎，藉母气血滋荫，由如养素。已诞之后，继时吻之以乳。乳者，化其气血，敷养肌肤，百脉流和，三焦颐顺，身肢渐舒，骨力渐壮，三周所芘，一生为幸。其或母因产得疾，血竭气耗，乳不成汁，当召奶子看顾。贫乏之家，食不继口，奚能谋此？其乳少，其食多，不益儿体。其有不产之妇，抱幼继宗，终夜号啼，惟饲饭食。初伤其气，次伤其形，久伤其神，重伤其命。萎羸声皱②，躁哭皮皱，项软足垂，唇焦骨露。但见眼有晴光，将久气散神败。凡人生子，究乳为上，独以谷食扶持，十士未保一二，抑服丸散，堪笑强为勉之。急假乳荫，庶得为人死中半活矣。

---

① 体：日抄本，类聚本皆作"髓"。
② 皱（bì ㄅ一ˋ）：皮。《玉篇·皮部》："皱，皮也。"

脐中受热

议曰：初生未及荫乳，洗罢便是①断脐，带留一握，绵裹三重。受气根全者，其脐自深；成胎数阙者，其脐自突。脐者，受质之根也，为人之本也，形体之基也，元命之寿也。迭月之前，一腊之后，其儿脐红高肿，不作水湿，亦无风候，但将胸膛仰起，呃呃作声，阖家无见，责之老妪，有伤脐带致之非也。召愚一观，察知心气受之胎热，与利丁火，少顷不展胸膛，呃声遂止，越宿视之，脐根复本。医工与敷及洗，总施谬妄，故书于诸，果其宜哉。谩举颐以诮之云尔。

---

① 是：日抄本，类聚本皆作"用"。

卷之九

议胎中受病诸症序

原夫胚胎血气，本自调顺，既成胎孕，有失将护，致使胎气不安，转动不常，冒触根本。初生幼幼，邪正相干，易得其病，今述一十五篇，概而举之，欲使智者察其己身所受，轻重所发，逆顺调治，可否鞠育。持令产妇以正其神，养其血，和其气，使乳汁温平，儿得调顺。虽有疾作，而自安平过半矣，重则减之为轻，轻则去疾之容易，勿谓轻之为重，重则候变，而作祸矣。呜呼！万物之中所尊贵者惟人，肖天地生成之道，故难值其安静，犹体颐淳和之脉，抱纯素浑朴之怀，合清湛之渊源，纳运成之脏腑。嗟乎！受胎无益，于形有伤，加之以药，诚在出不得已而致之。若在胎内失调，初生宜其和益。若在初生失理，则于襁褓之间而疗之，顺平而愈。若也受之变蒸数足，其所患犹未除散，遂成宿疾，终身之咎也。其儿所受胎气不足为患，非伤肢害体者，并可与整，使其平复，获幸之甚，良工尽心，斯为妙矣。

议胎中受病诸症一十五篇

鬼 胎

议曰：妇人产育有患鬼胎者，庸鄙谓妇人纳鬼之气而受之，实非也。鬼胎者，乃父精不足，母气衰羸，滋育涵沫之不及，护爱安存之失调，方及七八个月而降生，又有过及十个月而生者。初产气血虚羸，降诞艰难。所言鬼者，即胎气怯弱，荣卫不充，致子萎削，语犹如果子结实之时，有所荫藉不致①灌溉，为物扁小，其形猥衰，无有可爱，如此之谓。胎气阴萎，常与丸散扶挟，乳哺匀调，气血充荫，肠胃固壮，即保其静善。盖由受气不足，禀赋不全，忽尔横殇，非可惜耶？

魃② 病

议曰：小儿有患魃病者，非五脏传变，亦非六腑所主也。缘儿生后，方且周晬，母复有孕，血气所荫，分之两端，是故胚胎渐伤，乳汁成毒，虚邪相攻，儿吻致疾。敛率其气，郁伤其神魂魄，令儿疳虚尪羸，枯瘁烦躁，朝昏呕哕，日夜不可得。疗理但速与断其乳，温平胃气，和顺血脉，自然而愈。其有萎怯致痰，乃成无辜证候，何足怪讶者耶？

胎 气

议曰：初生牙儿，三朝之后，盈月之前，所受诸症，作疾轻重不同者，盖由胎气禀赋有强有弱，其母饮食恣令饥饱，起止无忌，坐卧不择，令儿得疾。不寒即热，不虚即怯，热乃作壅，寒乃作泄，虚则作惊，怯则作结。寒则温之，热则凉之，虚则壮荣，怯则益卫，惊用安神，结用微利，审详用之，不必过剂。

胎 病

议曰：牙儿胎病谓月数将满，母失爱护，或劳动气血相干，或坐卧饥饱相役，或饮食冷热相制，或恐怖血脉相乱，胎气有伤，儿形无补。或因动土兴工，或由营葺房卧，或移安居，或

---

① 致：日抄本、类聚本皆作"到"。

② 魃（jì 继）：魃病，出《备急千金要方》。即继病，母有娠乳儿，有病如疟痢，他日亦相继腹大，或瘥或发，他人相近，亦能相继。

更荐席，虽不犯凶神恶煞，终干碍子体儿身。有因如此得疾者，乃成终身之患，重则损根废枝，轻则拳挛跛躄。若也，胎病由气之致患者，乃尚可疗；或传成风为疾者，断不可医。初生幼幼，有被干邪者，即时和顺调理。大凡生长婴孩，有如长江行舟，一向不值风涛波浪，方为稳当，何况胎气不固，或生下作疾，所谓萌芽既伤，将来曷能荣茂矣。

胎病作热

议曰：儿在胎中，母多惊悸，或因食热毒之物，降生之后，儿多虚痰，气急短满，眼目眵泪，神困呵欠，不发神舒，呃呃作声，大小便不利，或通利即有血水，盛则手常拳紧，脚常搐缩，眼常斜视，身常掣跳，皆由胎中受热。宜速与服大连翘饮子，解散诸热，次与服消风散，数服无恙。

胎气蕴热

议曰：儿在胎中，母多恚怒，郁闷之情不散，又因胎气燥湿，儿作艰难，母生惊悸，是致乳汁不和，儿吻成毒，故能作热，令儿食即呕吐，眠不定席，神不安稳，闻响即掣。若不解蕴，毒热相干，久作无辜，成疾害生，先宜顺气，次服四顺，若不安愈，葱根必效。

胎病风热

议曰：儿在胎中，母常喜食动风之物，热毒流传，致儿受之，隐在经络，则手足拳挛，注入血脉，则肌体枯槁。其儿眼常喜窜，血不荫心，神不守舍，怯人怕物，视作定目。苦不早疗，恍恍惚惚，形体虽长，情性乖拙，为人多慌，朝记夕忘，虽久受病，不如无生。盖父母但知惜其娇姿，安养其无用之儿。如此者，凡胎风服药，至用贵细，若以常方，难言功效。

胎病惊热

议曰：儿在胎中，母因惊悸，惊气入胎，儿当受之。降生之后，其儿精神不爽，颜色虚白。初则温温有热，其后颊赤饶惊，物动即恐，声响即悸，若不绷抱安床，取次难为调适。既有胎惊，将传胎风之候，产母谨谨忌食一切热毒之物，若作寻常，毕竟难拯。盖是血脉柔弱，脏腑虚怯，不堪重剂，何可攻击，是使智者怯惧有之。若也轻受，热已自散，即于项上生疖，其大如拳，名曰惊气，须当破之，而后合之，勿敷毒药，恐坏肌伤体，不惟伤坏，深恐有害，反为无益，祸莫大焉。

胎病风痰

议曰：儿在胎中，母喜食热毒之物，热即生风，脾肺不利，遂有风痰。虽不能损肢伤体，其痰与风相袭，痰多风不散，热盛痰复生。且风与痰皆能令儿作热，那堪更加暖被红炉。母食炙煿腌咸动风之物，即时害生，药非不验，乳汁之咎也。如儿或患风痰，不必下截风化痰药，但清心肺凉膈，顺利三焦，则自然安愈，亦勿可投太凉药，恐寒脏腑。所宜者，以消风散吞下白丸子，至良，令小作丸。

胎病结热

议曰：儿在胎中，母失调理，恣纵饮食，不加将护，蕴热颇久，及至降生，热气隐蔽，传入于里，遂作闭结。其结由热极得之，大便不通利，冲心腹胀，脐突撮口，努气停郁，急以三黄丸或四顺、七宝，以通为度，不必过剂，切不可下积丸子药，不惟无益，恐反为害。

胎病寒邪

议曰：儿在胎中，母因感受寒邪，热气烦蒸，传入胎脏，儿当受之。及至降生，令儿关窍不通，精神昏浊，作热加蒸，啼声不响，号叫骇人。未知之者，将谓惊风，妄动脏腑，或妄镇心。良由所受寒邪之气，初只在表，久则传里。所谓邪气以乱其真，故血脉皮毛，皆不得其便。腠理所拘，邪不得解，变蒸有违，气血致伤，烦躁益增无穷，自惕①，但与小柴胡汤服之。稍轻，次以人参羌活散。然胎中所受，未分表里，既生荫庇，当议和解为之良也。

胎病荣热

议曰：儿在胎中，母于食物，尤喜啖姜瓜。古人有曰：修灶缺唇，食姜余指。盖姜性至热，又是腌咸，攻及血脉，传入经络，轻则令儿偏体生蛆疮，延热毒疮、丹疮之类，经年发作，或于头额生核，重则发大痈疖，溃即烂坏皮肤，十死一生，何堪忍见。初生幼幼，毒气加盛，肌内柔弱，参术托里，枸柏扶肌<small>枸即地骨皮是，柏即黄柏</small>，常与清心，平调血脉，母慎其口，父抱令馁，医工顺理，与扶其危。

胎病卫热

议曰：儿在胎中，母伤和气，饥饱劳役，神疲力倦多矣。其有不劳役者，即有忧愁思虑，役乎其中，动之真气，攻之虚邪，干乱神魄，流入胎脏，儿乃受之。既生之后，儿常昏困，腹急气粗，重则喘急，睡思不稳，狂啼烦哭，肌肉不滋，亦生疮痍，热发早晚，精神少具，良工正医，平调脏腑，脏腑既正，热目散止。

---

① 无穷，自惕：日抄本作"无能自畅"。

胎病脏寒①

议曰：儿在胎时，将顺其月，母喜食诸生冷物过度，冷盛既寒，肠鸣泄利，时时有作。降生之后，其儿肚上青脉膨胀虚紧之者，乃是虚气入腹。呃呃作声，日夜不禁，虽则渐长，终是脏腑阴阳二气受不匀调。若不温平分气，长成痞结，阳结易治，冷结难医，仍宜抑母服药，庶得乳温，令子调和，不至延病成害。为之叹也。

胎病潮热

议曰：儿在胎中，母曾发作子疟，或者因患瘴气，母或饮酒无厌，或者冒风伤暑，热入经络，有伤荣卫。母虽分娩，以脱其难，儿袭其气，阴阳不解。初生嫩弱，血气不和，作热潮来，先寒关紧，身体作颤。庸工未谙其理，即以艾炷灸之，经络未全，用之枉究。医士但与调中，均其阴阳二气。若是肚紧，宜以全条蛇蜕末，醋炒令热，手帕盛系肚脐上，即渐安乐。

---

① 胎病脏寒：底本自"胎病脏寒"到"为之叹也"，整段脱文，据日抄本补。

卷之十

十种证候发端

治法略序

切闻天地之大，惟人之性尽矣；物象之众，惟人之志鉴矣。是故人为一物而灵于物，气受一元而妙于元，惟智者为能明之。然其天地不陷乎人物之根，于是人物不逃乎天地之数，无情者悉由造化而生，有情者皆自交接而养。倘谙先王之道，君君臣臣，父父子子，成人为后，达乎上古，参同天性，顺合圣意。小人不知其所以，愚情反是，曷足与语哉？

嗟乎！既为医工，调理幼幼，诚为不易，须当裁度。幼幼禀赋形骸，有壮羸怯弱，于脉较之；涵蓄情性，有宽缓暴急，于神察之；轻清重浊，以气定之；冷热虚实，以色推之。若也形体不壮，神全则未为咎；色脉不充，气固则无作恶。气与神而有亏，藉乎丸散；脉共色以无补，宜乎疗医。气壮即脉顺，脉顺即神全，神全即色正，色正即五脏安和，百脉调适矣。色脉若不正定，即与固其真气，真气若不和，则神不悦，神不悦则形体何安。观其脉则知其气，气若不顺，则形萎羸；察其气，则知其神，神若不清，则气浊乱。神者，五脏之主也；气者，一身之权也；色者，虚实之表也；脉者，传变之令也。脉之流行不可不察，色之变易不可不究，神之散漫不可不疗，气之盛衰不可不理。婴孩五脏受虚，其面白，其气怯，其神溃，其脉乱，其体尪羸；五脏受热，其唇红，其气促，其神昏，其脉数，其体枯槁；五脏受实，其脸赤，其气壅，其神劣，其脉浮，其体烦躁；五脏受冷，其准黄，其气泄，其神困，其脉沉，其体嗜卧，所由冷热虚实传受，惊疳积痢。凡病按其标则知其本，省其绝则起其危，后进攻医，但按图说，执滞汤剂，不务实效，今著是书，乃述源流，不特赘赘，褊①求一隅以别之，尽性考究，以羡补不足，益有余故也。即非调弦胶柱，缘木求鱼②之谓欤！熟研其议，至理自明，辄搜难解之意，载留斯轶，好术之士，足知可法，以备阙略，后世有称简要，得无隐藏，当与智者鉴议，庶彰不朽云耳。

急惊风候

医云阳痫也，手足搐搦，涎潮大热，医家下之，其所用药，往往利以轻粉，或水银、巴豆，皆有毒等。既已苏省之后，精神犹尚昏沉，未快乳食者，或有余热，其候欲得安痊和平，只可用平稳药调胃气，不可直便与服燥热药。若与服之，其候复作，何可怪耶。

议曰：小儿惊风之后，胃气多虚不食，沉沉默默，或泻尚不止，只可助胃生气，须以截风药移在生胃散③或观音散中，谓用全蝎、天麻、僵蚕、白附、防风、羌活之类，生姜、枣子同煎，自然胃壮泻止，诸风不作。虽则惊热及搐搦皆去，其精神未爽，不可便谓无事，若用补药助虚，干姜、豆蔻、硫黄、附子之类，则热复来，其候又发，非病不除，医者妄谬，病家

---

① 褊（biǎn 扁）：狭小。《小尔雅·广言》："褊，狭也。"《左传·昭公元年》："以敝邑褊小，不足以容从者。"文中活用为仅仅或唯独之意。

② 调弦胶柱，缘木求鱼：调弦胶柱，又称胶柱鼓瑟。柱，瑟上调节声音的短木。瑟，一种古乐器。指用胶把柱粘住以后奏琴，柱不能移动，就无法调弦。比喻固执拘泥，不知变通。缘木求鱼，出自《孟子·梁惠王上》。缘木：爬树。爬到树上去找鱼。比喻方向或办法不对，不可能达到目的。

③ 生胃散：日抄本作"平胃散"。

无见，亦不可不告。凡治急惊之候，正谓医疗，岂可据云调理之说，用药乃在一时之久，若也宽缓，证候转加深重。医者既知当下，即可量其轻重，如病五六分，只下三四分许，随通且利，热去痰消，则病与症次第徐徐而减瘥，若不揣度，一概并荡，下之大过，伤害脏腑，疾传阴症，乃作慢惊风候，岂可临时生胃回阳，诚为枉究。既是医工，莫不知之矣。

慢惊风候

医云阴痫也，良由急惊用寒凉之药太过，转动深重，乃传作慢惊；或因吐利不止，而成慢惊；或因澡浴感风不解，而作慢惊；或因风食二痫不治，而变成慢惊；或因咳嗽下痰转虚，而成慢惊。因由甚众，概而举之。病家怕惊不怕泻，良医怕泻不怕惊，其泻不止，则惊风愈盛，若与治惊，更用寒凉之药，且泻转多，病加进重矣。

议曰：小儿脾胃虚怯，方作吐泻，其证有五，有热吐、冷吐、虚吐、痰吐、食吐。所言热吐者，谓母饮酒吃肥，炙煿腌咸，或冒风伤暑致热，儿吻乳入胃，遂成热吐；冷吐者，谓儿胃冷，加以宿冷之物，与食即吐；虚吐者，其儿肌弱神困，疳积未消，胃堂久虚即吐；痰吐者，其儿胃气本虚，复感寒邪，生痰作热，留滞胸膈，故吐；食吐者，其儿胃弱，饮食不节，强食伤脾，作热神困，吐后即逆。病家但知其吐，不明其所以吐，且吐兼泻共作，名曰霍乱。其吐候又推轻重有五，初则乳自流出，谓之呗；呗之不已，即谓之吐；吐之不已，即作呕；呕之不已，即传逆；逆之不已，即作哕于月反，自呕、逆、哕，皆有出声动气。呕者，口开而作；逆者，心胸上下气逆郁筑；哕者，无物可出，即膈虚胃寒，引气哕哕作声。此等候恶，须臾症变，即慢脾风。热吐者，先去风痰；冷吐虚吐，与生胃气；

痰吐，下却其痰，次与正气。食吐，宜与塌气，岂可一概理之。吐泻不止，脾虚风生，眼开慢惊，眼合慢脾，治之不当，更下惊药，死不旋踵，岂可得而救疗。儿分长幼，病察虚实，有吐泻三五日发风者，有一日半日而发者。大抵女孩以吐为急，男以泻为速。若气虚暴吐泻，才作便得之。惟有疳泻，不成风候，久则患无辜症，终于虚乏矣。但滞肠止泻为良，吐即生胃为正，截风之药，加而用之。凡惊药及寒凉之药，切不可用，亦不可用大热药。其候乃属阴证，医者裁之，勿佞为幸。

小儿热证

古分十种为总例，有惊热、疳热、风热、潮热、伤寒热、疟热、积热、丹热、疮疹热、余毒热。

议曰：十种热症，病各不同，已有触类而作。潮热者，即痞癖热也，类近积热症，先腹肚热脚冷者是。伤寒热，与疮疹热亦相类，且伤寒有三种，皆从表发入里，且疮疹随五脏所受，从里出表，故不同根[①]。风热与惊热亦相近。疳热与余毒热类，疳有五症，疟有五候，皆由脾家阴阳不顺，若惊热盛即风热作。丹毒热有数种，皆五脏热毒所作，自上发下曰毒，自下发上曰丹，总名之曰丹毒，各随轻重。又有一种，名曰龙带，横腰过肚，上或至胸前，相交者重，有如火燔，其候亦同丹治。病后余毒热，诸症皆有之，须适轻重类诸症而调解，不可越前病用药，如伤寒后有余毒热，即于伤寒调理，不及而解，余皆仿之。大抵惊热凉之，风热化之，疳热补之，潮热散之，伤寒热解之，疟热分之，积热利之，丹热消之，疮疹热须表之，诸症余热皆和之。此理虽则大概如是言，毕竟用之有理，乃为医士善学，

① 根：类聚本此下有"疮疹麻豆之后，有余毒作热"，疑底本有脱文。

设有不遵其理者，斯可谓之管见也。

小儿积证

王氏有可治不可治，其说已载于《家宝》。

议曰：古人有言不尽意者，非失言也，妙用奇切，不可得而著乎纸笔之间，且学者初机，未可便得纯粹，广见多闻，性识开通，心智自然运出，然后可谓之医者意也。此科最为难事，积证最为要紧，今病家将作寻常，医者不至急切治之。若等闲病之有缓急，及至传变方觉困重。久务良工，信乎野老不虚云耳。东汉王氏不言疳与泻及痢，即述证而已，所证治未病之病。凡小儿有自幼及长，不患惊风、痫痉、癫痉者有之矣，未闻无患积证者。谓五脏之所积名曰积，六腑之所聚名曰聚，且小儿只理五脏受病，故不有六聚候者何？腑属阳，虽有疾不治而自愈，且胃属腑，气生以渐，乃脾主食，有疾当治之；脏属阴，治之尤难调治。四季有积，欲下之理，皆可用药，但以究其虚实，然后利之。既有积气，不能全实，量其轻重，故古人有挨积、磨积、消积、化积，无下积之说。是知积之一证，不可直便独下。若积虚极，先和脾调胃，令其充实，次与推下。若积证二三并作之者，可先下，而急与调胃药服之，稍用倒置，不免为它咎。乃计利害，所议积证作疾，无可与之安和，一味当下，斯为良法。有积不可安养，久则为它病矣。惟痞癖证，宜先定去寒热，寒热已去，方可挨下，以通为度，下之太过，反生重热，虽有重热，即不宜用凉药，乃与调理胃气药与治之，尤宜深究，无令得失。

卷之十一

小儿伤寒正受夹惊夹食

议曰：正受伤寒，所由感受寒邪，冒冷脱着，伤于腠理，轻即伤风，重即壮热头痛，鼻塞流涕，斯乃正伤寒候。又有伤风、伤暑、伤冷、伤湿，皆能作热困乏，但不咳嗽、又有夹惊，因惊之时而又伤寒，故云夹惊伤寒。又有因食之时而感受寒邪，故曰夹食。大抵伤寒或有他证，似积之类，切不可妄下，若下之太早，表里俱虚，难以调理，谓之坏证，大人坏证，由尚可药，小儿坏证，救疗无门，哀哉！凡伤寒有惊候，亦不可下惊药，虽是夹惊症，亦不可用惊药。幼幼伤寒，只可表解，虽曰用表，不可令儿汗出，如王氏杜薄荷散、和剂方人参羌活散之类。若热在里，谵语郑声，于证当下者，只用散末药，七宝洗心散、四顺饮之类，不可用以丸子，或以取积药下之，其热不去，反成无辜。夹食者，于理用下，宜紫霜丸下之，量其虚实而用，须究问先伤寒，后夹食，或先夹食，后伤寒。然伤寒夹食，乃在于食时之间，惟母觉知其先后，多是不觉，若知其理以后受者，而先调理，既不明其先后，即可表解，以候里证有者，方可与下，尤为善也。且下与表，二理不可并行，有乎得失，且如《家宝》有云：三日前在表，三日后在里。斯乃大概约而言之，恐后人传之不当，反为其害。凡伤寒在表即解，在里即下，不可以日限为拘，其或有在表里之间，亦宜和解，又不愈，小柴胡汤治之，又不愈，俟传里，下为良<small>大者谵语，小即烦</small><small>啼</small>，切不可意急取愈，宜在用心，明究表里，若也审察妄恣，用药不当，吁哉！

小儿有患惊风痰热四证如何用药

议曰：小儿有热，热盛生痰，痰盛生惊，惊盛作风，风盛发搐，又盛牙关紧急，又盛反张上窜。痰涎壅，牙关紧，风热极，闭经络，即作搐搦。涎壅胃口，闷乱不省，才入中脘，手足拳挛，是诸关窍不通，百脉凝滞。有退热而愈者，有治惊而愈者，有截风而愈者，有化痰通关而愈者，皆是依证用药，不可不究竟其所以受病。凡病在热，不可妄治痰；病在惊，不可妄治风；病在痰，不可便治惊；病在风，不可便治搐。凡治小儿病在惊，惊由痰热得，只可退热化痰，其惊自止。病在风，风由惊作，只可利惊化痰，其风自散。病在痰涎，急须退热化痰。若也有搐，须用截风散惊，此乃谓医工至妙之道。若以意急，虽治惊，痰不化，热亦不退，惊如何自止？化其痰，热若不退，风亦不散，痰如何去？是知不治之治，所以治之之谓欤！学人深可留心操志，于此一端究竟，无至得失，乃谓之醇全通道而已矣。

小儿泄泻

除疳泻为虚热泻，余皆脏腑虚寒怯弱得之。

议曰：小儿脏寒腑冷，大肠不禁，总谓之泻。分别轻重，究竟缓速，有溏、有泄、有滑、有利、有洞，五者不同，岂可一概而理之。溏者，糟粕不聚，由其尚浓，似泻非泻；泄者，无时而作，或出不知；利者，直射溅溜，气从中脱；滑者，谷食直过，肠胃不化；洞者，顿然下之，如桶散溃，余更不留，即知其儿脏寒腑冷。泻之作疾，其来缓速轻重可知。凡儿泻粪出青色者，盖脾受肝经所制，肝属乙木，能克己土，所胜之功，故现本质，由其脏之虚寒，非谓惊也。又泻初黄，良久变青色，乃脏寒之微，又泻药物直过，尤为寒滑。凡虚滑三五次即困乏，若不急与温其脏，调其胃，平顺三焦，和正荣卫，不尔即慢惊。证候传变，如此之急，欲以止泻药次第理之，往往不及，惟务温其脏腑，脏腑既温，寒何能留于肠胃之间？或以热药顿止，则热反为它疾，须先投滞肠药，然后生胃正气与服，切不可意急过剂，投之热药。稍或脏腑至虚寒，孩童困乏，四肢厥冷者，是谓逆证，当用黑附子、白术、干姜，即量轻重而用。凡投热药泻止，即痫作无疑。理泻良方已著在后，请意度之为得即妙矣。

小儿痢疾

医云五痔八痢，其理种数多端，轻重不一，岂可定言。

议曰：痢者，利也，痢之为疾，无积不成。及至积化成痢，且脾胃亦虚，即不可更下。善痢者，生其胃，温其脾，厚其肠，和其气，无不愈也。若成痢疾，故不可下，下之反虚作渴，浮肿痞满，胀急不食。亦未可便补，补则伤热，能令脱肛①不收，先与禁却一切毒食之物，频与生胃调气；或赤或白，即是冷热不调，或受暑致湿，即与分阴阳气，利水谷道；若里急，即与厚肠胃；腹肚痛，即与和顺气，温脏腑；或纯白者，乃积冷毒加之，即与挨去其毒，却与温其脾胃，其痢自止。凡痢疾能饮食，可以治之，妙药调理，无不瘥愈。稍失胃气，不能饮食，疾名禁口，有不食至死，又有毒气侵胃口，亦不饮食。或患痢疾，因食毒物，不见肠头，鲜血频滴，肛门宽大，深黑可畏，

---

① 肛：原作"汗"，据日抄本、类聚本改。

腹肚疞痛，里急后重，名曰刮肠。日夜频并，饮食直过者，名曰滑肠。此三种痢疾，最为恶候，乃是一十二种中，皆能传受而作此候。凡言小儿美饮食者，饮谓饮乳，食谓食饭。若病中能饮水浆，喜食果子鱼肉之类，亦助其虚，不能令脏腑充实，须是白粽子烂煮饭可矣。若以糙稗糦①黏腻不堪脾胃之物，犹其增困。幼者吻乳，克化渐安，五脏平和，六腑调贴，然后阴阳自均，气脉自壮。丸散阳剂，不必抑之，或有余毒，宜以顺调缓助，不可攻击。又有时气作痢，薰习相染而成，而由天气晴雨不常，阴湿之气，冷热相干，肠胃糟粕不聚，遂成其疾。腹肚疞痛，里急后重，他药莫治者，宜与服木香、黄连、地榆、川当归、白芍药、肉豆蔻为末，蒸乌梅肉丸，枣子汤下三五十丸如麻子大，加减神功良妙。

小儿疳疾

其症数端，其候不同，发作不常，治疗不一，方论不等，该载不尽，轻重斟酌，随宜设方，加减审量，从长调治，必有可理者，良工顺证而已。

议曰：疳者，甘也。疳因脾家有积，虚而所致，其积不下，后食黏腻、甘甜、生冷、炙煿之物，故得名曰疳。初作为疾，名曰疳气，皆由饮食不节，生冷相投，积伤久滞不化而得之；久则疳气传于五脏，传是名疳极候，又反传名疳逆候；虽食不生肌肉，作渴烦躁，名疳虚候；时发潮热，盗汗常有，名疳劳候；腹大喉细，手足无肉者，名丁奚候；自丁奚翻食吐虫，虚热来去，名曰哺露。十岁以下名曰疳，十岁以上名曰劳。治劳

① 糦（yàn 咽）：稷属。

之理，悉不用痎药。盖疾作传足，非常治痎之法，理其气虚，助其血弱，调令脉壮，消其虫子，散去痎热，和顺三焦，详而后已。无用急力攻治，亦无勉强投药，只可循候而设，不得过剂。若冷药易动脏腑，燥药易损三焦，审察端的，丸散随其轻重，故无得失之叹矣。

小儿咳嗽①

小儿诸证，悉皆著载方药疗理法度，惟有咳嗽一证，究莫能尽。月内牙儿难医，百日婴孩，亦难调理。前人既有此言，岂不尽心究竟，若也轻易，有乎得失，学者当知之。

议曰：所言牙儿及婴儿咳嗽难治之者，盖为初生血气微弱，五脏未充，肌体未固。应变蒸未周之儿，所感寒邪，攻及腠理，表里相干，邪正相胜，阴阳未和，不可强生攻治。妄吐妄下，妄汗妄补，皆令儿疾转盛，不惟无益，甚有伤害。幼幼咳嗽，乳母之过，丸散狼虎，医人之罪，岂特牙儿及婴儿难为调理。应②小儿有患咳嗽，未敢轻许一二服药，未③见安乐，虽伤寒、伤风证候已归平复，且咳嗽尚作。大抵究竟小儿咳嗽，先看有无热与痰，有热在表，无热传过，或是未传近则未传，远则传过，痰稠热盛，痰壅即吐，宜服补肺散，人参、茯苓、麻黄、白术、杏仁、甘草、阿胶、诃子、地骨皮、桑白皮、桔梗。有痰加半夏，风热加防风、天麻，服之自然痰化热散，咳嗽渐愈。未可直用粗涩药，白矾、南星、石膏、雄朱、砒粉之类。宜先滋润

---

① 小儿咳嗽：标题原脱，据本书体例补。

② 应：原作"隐"，据日抄本改。

③ 未：日抄本作"便"，义长。

脾肺，次与王氏金华散，少少时时与服，或以白丸子加雄朱脑子①，随大小作丸。凡儿患嗽，须分表里，未可一向攻嗽。若用金石药，直入胃脘，乃成提②脾风候，手足勾曲，又何所益？巴豆、轻粉、砒霜药下之，肠胃不禁，须臾成风，亦何所宜？只用温平与表，顺助其气，滋润肺经，和顺三焦，其痰渐化，其热自退，不必攻击。所谓理嗽，宜用补气化痰，益肺生胃，胃开气壮，即嗽渐减，胃正即痰不生，肺滋即嗽不有。在乳母当忌食，稍长父用安存，避风阻③滋，忌毒慎冷。然小儿气弱，其嗽作热，与夫大人一同，用药调理，实不同耳。又有时气咳嗽，谓其天时冷热不调，幼幼虚怯，受患者众，其嗽日夜不辍，或吐或喘，痰热壅盛，至重者，利之即愈，谓用大黄、朴硝、枳实、陈皮、半夏、人参、厚朴、柴胡，心神烦闷，胸膈不快，方宜与服，无热与痰，亦不可下，伏请鉴辨，毋致得失。

---

① 雄朱脑子：雄朱，指雄黄和丹朱一类矿物。脑子，即龙脑，是冰片的别名。《太平圣惠方》雄朱圆用于治中风涎潮及一切风证，其中即有雄朱、脑子等药物组成。

② 提：诸本同，疑为"慢"之误。

③ 阻：日抄本、类聚本皆作"回"，义长。

卷之十二

议急慢惊风等证候总序

惊者，总名也。婴孩小儿，心气不足，智志率伏，恍惚无定，神不守舍，怯人怕物，渐作怖畏，怖畏之盛，已作恐惧；恐惧之多，乃抱怔忪；怔忪之久，则自惕愕；惕愕既有，瘛疭已为，斯乃心气不足而生之渐，但分轻重耳！又有心气虚弱，暴触作惊，更不由渐，即便面青唇白，视之定睛，目无所睹，听之哄聩，耳无所闻，精神顿亡，心智全失，及至良久收敛，且五脏六腑虚处所受，惊风而作疾，已述前议。然幼幼多因吻母不意之乳，耗其心气作惊以渐。凡小儿因水火所加者，悸也；自跌仆所致者，恐也；人物之所触者，愕也；惕惕不散，郁郁闷于胸膛者，怔忪也。是知积惊难散，由其不能自化，如恐恐悸悸者，盖自能知之矣。不为积聚且怖畏之，诚常在其中，无以自遣，偶因触闷心神。其肝主风，其脾生痰，其肺作热，其心发惊，四证相临，重者先发。假如雷声霹雳至响，不为咎者何？盖声相应，情无所加矣。惟有小儿在僻静处，或神庙中，心存怖畏之时，忽被无知小人，戏叫鬼来鬼来，且儿奔走无门，惊气入心，若不速利其惊气，少顷则指甲黑，唇口青，所受重害，不可得疗理。自古及今，调理婴孩，最为难事，悉皆凭药取愈，且惊风至难矣，慢惊又难也，慢脾候尤难也。今摘述调理小儿至难者，证候前后有所不堪疗理，或古人未备其意，或已著于集，后人未明者，今与详悉本末，开陈利害，指于迷途，直径可进，庶有益于学者胸次。务家治产之夫，及仕宦子弟，易晓其理，幼幼阴阳，稍有偏侧，遵而扶之，不至夭横。暇日熟研，可补缓急，良士一观，足知野老肺腑，意不藏机，亦无缘饰巧伪，更无妄诒隐情，直欲普济。使婴孩初生，自幼至长，有患无疏，受疾不害，欢忻鼓腹①，歌笑嬉娱，又母即无颦眉蹙忧苦之叹。怡然顺事，不劳再三。快哉！妙哉！至诚咸获休焉。

议急惊风证候

议急惊风证候，上窜反张，搐搦，口流痰涎，壮热并有之。其或有视左视右者，有僵有仆僵，仰也，属阳；仆，覆也，属阴，举握指有里有外，医分男女，定阴阳顺逆之理，有左右引搐，连及脚手，身体颤动，初则搐搦俱作，久而搐住只搦，有急有缓，但只肩动口瘛疭。瘛疭者，候之轻也，搐则盛也，搦又重也。反张，牙关紧急，喉中有涎，即是惊风候。如牙关不紧，口无痰涎，只反张搐搦上窜者，未可便作惊风候，盖夹惊夹食，伤寒疹豆，或三焦蕴热，五脏不宣，流入经络，热在筋脉，亦作搐搦。钱氏云：搐有真假，不言病也。前有云急惊量其分数者，是约热之轻重，而与利之。

议急惊若是正候，气粗涎潮，其证候猛紧，不只徐徐而来，搐即急促，唇口肩眼眨引连并。俗谚云：急惊惊爷娘，慢惊惊药王。然虽是说，治之有法，轻重调理。

议急惊先当定搐。搐由风也，风由热也，搐既已作，方可下热退惊，热若不退，惊亦不散，不移其时，搐搦又作，所谓过街候，乃是医家不明，才见搐定，便言安乐。仆谓急惊风难治有三：只有初惊时，其风痫发作，斟酌轻重，去风定搐，随

---

① 欢忻鼓腹：底本、日抄本原文如此，明抄本作"欢忻鼓舞"，义长。

而愈之，斯恐庸医，或常人执见，妄便下之，既下了，诸证犹存者，一难治也；又其儿正搐，亲人一向执捉，不令渠搐，且风痫不得纵恣，逆入经络，药力不及，虽病减瘥，根在血脉，或注经络，二难治也；又儿患候，有顺有逆，顺即易理，逆即难疗，惟恐病延既久，不得良饵，证候传变，越去元由，而作它症者，三难治也。

议治急惊风候，用药非谓难也，专至审察病候，循其法度，不慌不佞，次第下药，无不愈之理。多是病家仓皇，不求善医，信乎山野庸鄙之言，病候延久，不无传变，传即症重，变即候恶，凡经二三手，医药不效，儿受困苦，无能安乐。士夫之家，收方录证，一日儿病，证候危恶紧急，临时以何方对治，告急无门，众口嗷嗷，皆言有药，不明端的，一向攻击。信乎见识浅陋，担负不起，有乎得失，用药不及，则无妨事，可以疗理，若也太过，即时害生。

议疗婴孩，岂可以药有误，投之大过或不及，由尚不可，况越证候乃为冤枉。儿童虽分长幼，有患脏腑皆令怯弱，易冷易热，易虚易实，若攻之稍重，其不任彼药，孰言疾不瘳，反为它害，曷不谨欤！今者议急慢惊风及慢脾风方药，即是老汉指准，应备缓急至要，克效之者，不待①更较可否之理。

议患惊、风、痰、热、痫、痉、痓、癫，此八种候，惟痓与痉少有识者，类同惊风发作之状。痓，脚手冰冷；痉，举身僵仆。癫痫不殊，目瞪流涎，手足搐搦，十岁以下，当作惊风，即谓之痫；至十岁以上，所发则曰癫。

议惊风痰热，已论在前，且惊与风，其痰与热，各自有本

———————————————————————————

① 待：类聚本作"得"。

证候受病。急风为疾，四者并聚，有惊有风，生痰有热。或因惊而有风，生痰作热；或有热而作惊，成风生痰；或积痰而发热，热盛生惊变风；或久有风候痰涎。常有因惊而发热，调理婴孩童稚，四者形症，一不可有。善明脉医士，于暴作者，亦常知之，理惊截风，退热化痰，久盛二者，医风散热，疗痰镇惊，四证相须，药宜并理，古人处方，亦合此意。然学医者，不可不究其源远，若见候将作，寻常用方轻忽，病无少安，证传他候，不逆即恶，祸不旋踵。

议婴孩急惊风候，使须先审察四证，四证之中，而作八候。八候者，一搐，二搦，三掣，四颤，五反，六引，七窜，八视。一搐者，臂肘搐缩。二搦者，十指开合，搦之不已，即成握拳，男子看大拇指，其指握在外为顺，在里为逆，女子反看之。三掣者，肩膊搐掣，或连身跳起。四颤者，或手或脚，或头或身，四体颤动。五反者，身首反张。六引者，以手有如挽弓状，男子左手直有曲为顺，右直左曲为逆，女子反看之。七窜者，眼上窜觑高，男子上窜为顺，下窜为逆，女子反看之。八视者，男子斜目，视左为顺，视右为逆，女子反看之。即有四症八候，次第随生，若只去得惊风，且痰热不散，未可言安，痰与热聚，将来必致痫疾。所治之法，其痰与热，须察之可下即下，痰热既下，惊风未尽消去，则病依前，又有发作，所言四证相须，不可留一。若理得惊风已定，随便下了痰热，且惊风不复有作，此理至为妙也。

议婴孩有患在痰热，未有惊风者，只可退热化痰，不宜妄投惊风药，何也？惊风之药，其味多寒凉，经络本自无事，稍有攻击，透其痰热，入于经络，却成风痰之疾，搐搦致之。

议婴孩五脏经络，虚即生风，既虚所受，且惊自然而有作，惊风有作，八候次第而生，所谓儿童无病，不可与服攻击所治之药。

议婴孩有小大，有壮弱，惊风发作，有浅深，但轻重，大者加分剂，重者多与服数，乃合其理。

议婴孩闻响即掣跳者，乃肝肺不足。魂魄不稳，故神有不安，即闻响掣跳者，非谓惊也，犀角地黄丸主之。又儿心气虚怯，神不安定，连并掣跳者，宜与四君子汤加辰砂。脾胃气壮，神魂俱清，自然不恐。

议婴孩欲发惊风候，先神不定，顾左复右，觑上及下，或已定其睛，凝其神，恍恍惚惚，怕物惧人，不若常日嬉戏者，急当疗之。如有热先退热，有惊散惊，热退不生痰，惊散不作风，良久自然安定，神情和悦，气脉舒畅。若待风变而理惊，痰盛而退热，事由至缓，不若四证俱全，由可治疗。

议婴孩急惊风发搐，手足不可执捉，及以手用力，灸之即伤经络，经络既伤，亦无所益，则废肢害体。

议医急惊风候，有大有小，有轻有重，有顺有逆，有偏有正，详审久暴，次第进药，且病家无不仓皇惊恐，医家须是正定，无自昏惑。

议急惊，即日用医，其惊气和平，方可调理，若以急惊之谓，调理事致缓也，慢医准此消息。

议医急惊，初用药在我，则我依候，遵法度，参传变，审缓紧，治之切不可信病家及左右人说，其所欲稍顺人情，有乎得失，主治在我，岂可妄信，致之荒缪，罪累谁耶？

议急惊，初无痰而后痰盛，初有搐而后不搐者，此症所传，候之至盛，人少知之。盖由初医纵恣，病家不谨，经三五家用药，或庸士所见不同，有太过不及之害，如此曷不谨欤？

议医急惊，须量轻重下之，得其中为良。且惊风顿去，痰热已化，不作后患。所下之药稍多，巴霜、腻粉为重，即传慢候无疑。

议婴孩有患风痉、风瘈、风中等证候，皆上窜拳搐，号曰天吊，书载甚多。初无痰，复有痰，初作搐，后不搐，不拳身直，皆风之恶候，已是传过。若作惊风，更与下之，为害必也。

议急惊欲下之理，须在急惊上窜斜视、反张所作之时可下，若传过，或已搐定，少缓之间，未可直便紧下，有乎得失。

议急惊用药，先与服截风定搐，次与下热，热去则无风，风散则不搐，是知以药之功在我意设，不至恣妄为咎，到此显功，方知难易。

议急惊，有上窜者，有搐有搦，有引有反，有伛有仆，有叫者，有泪者，有痰涎潮盛，有温壮发作，各随四证轻重而受之。急惊截风定搐为要，风搐既定，诸证渐息，定搐须用通关<small>非搐鼻之谓通</small>，截风乃用调络。

议凡定上窜左视，乃于男女之顺候忽反，是则逆也。大抵逆则难治，顺则易理，不以逆证候为不可治，古人言难治，谓阴阳相反，证候乖生，须用审究其症，详察其候，以意尽力致之取效，而弗瘳者，为之奈何？

议世方有云治急慢惊风候者，言之失意，急惊乃阳痫，慢惊乃阴痫，正恐治阳作阴，治阴反阳，岂一药以全两证。又有云：治阴阳二证，伤寒之说能晓此理，可谓通变。

议急惊候至为要急，在于片时之间，若或差殊，互有得失，一时所见，见其端的，用药无疑，尚在疑情，未须投药，药发无疑，其意静善，疑在未发药之前，良具妙矣。

议急惊，头额心背原被灸了者，决定发痫，不可常药。仆尝谓风痫可灸，惊热不可灸。盖风与痫，痰涎壅盛，冒触胸膛，昏乱迷闷，不能省知，心如所失，既灸着穴，痰化心开，即渐安愈。惊之与热，心神常存，闻知被灸，忍痛不能，惊悸转盛，其疾差重，所以用艾在先，药必未有益。

议惊风疾愈，未尝见因灸而活，每见老妪鄙妇无术，只投艾炷，儿生三五日之间，便以艾烧之，不惟失穴，因痛增悸，经络未全，如何愈病？智者消详，不可枉究。

议初生尚为腐血，三五七日，有患吊肠锁肚，世言人带锁匙相冲，愚曰非也，客忤所致。初生气弱，不任其邪，肚紧青筋，胁肋胀满气促，禁口不乳，斯证但用真珠天风丸下之，才通即愈。屡救初生，无不获安。若经患服药得痊，长大皆肥壮重实，未详其意，请较之。答曰：初生之儿，方离瘀结，分降之后，偶被邪气干乱，脏腑微怯，不受其触，故作疾曰吊肠、撮口、锁肚。乃以天麻丸，推下恶毒，虚邪之气悉去，血脉顺得流行，脏腑和调充实，自然肌长气壮，形神俱备，体质醇厚，诚为可爱。

议婴孩又有脐风，因断脐不如法，有伤脐带，受湿乘风，由此成患，皆能撮口，乳食不下，膨胀青筋，脚直无力，只依脐风治法。

议发急惊风，吼叫两三声者，难治。心受惊触，痛绝于内，乃伤其根本之谓。

议发急惊风，未投药，四证俱全，已服药，四肢垂軃者，难治。

议急惊喷药者难治，又药不下者难治。

议急惊搐搦之后，四体俱软者难治。

议急惊发作之后，脚作摆跳者难治。

议急惊搐后，目睛翻转者不可治。

议惊风搐搦已住，神情缓慢，手寻娘衣，或寻自身体者，亦不可治。

议惊风证候已住，但神情昏慢气促者，未可保治。

议惊风证候已住，其儿拈物不舍，情性缓缓于中，非谓十全，必有再发之理，如或再发，不可调治矣。

议急惊风，鼻中出血者易治，口中出血者难治。鼻中出血者，其热已散，故易治；口中出血者，心血妄行，故难治。

议惊风屎尿已遗者难治，大小便闭者易治。

卷之十三

真珠天麻丸

治急惊风，请量用之，以通为度。此方仍治吊肠、锁肚、撮口，至为绝妙，功效无比。丸如麻子大，初生患儿三日三丸，五日五丸，七日七丸，加青黛名青黛丸。

天南星炮　天麻　白附子炮。各一分　腻粉半分重　巴霜一字①
芜荑炒　全蝎面炒　滑石各一分半

上事治为末，水煮细面糊丸，如麻子大，每服一岁五丸，二岁十丸，大小加减，薄荷汤点茶清送下。

议曰：此方乃下惊风，又去痰热，须先服截风定搐，次与下之，切不可以多利之，但通为度。宜其询问前人已未曾下，惟恐病家不晓此理，遂致疏失，若初医在我，则当循证截风定搐，或朱蝎散，尚有痰热，宜与下之，免作风候。且小儿被惊发风，胡不知先有热在脏？若知有热在脏，甚勿惊着，盖热盛即心气虚，一惊触心，心气进散，所以面青唇白，良久惊气却收。其或肝虚入肝，肺虚入肺，五脏六腑皆由虚处，其惊气自然投入，因而作疾，前歌亦载。然急惊之急，痰热相触，触乱神情，气脉互驰，经络乘热，热即生风，风热不散，筋吊脉缩，或搐或搦，或掣或引，各于轻重所适而然。善医者，截风定搐，有热与痰，随而下之，其搐搦自定，拳挛自舒，吊缩自宽，风热自散，何患气不苏

---

① 一字：古人用当时的铜钱抄药末来计算分量的方法。将铜钱插入药末中，以药末完全盖住一个字为基准，如：开元通宝四字中盖住任何一个字即可。药量大约在 1.5~2 克。

省，神不舒①畅！直言至简，良士当和之矣。

却 风 散

治婴孩小儿，急惊风候方作，搐搦，热盛涎潮，宜下之。

天南星四枚，炮去皮，为末　巴豆四枚，出油如霜　大半夏拾枚，用甘草水蒸热，切，炮，为细末　白僵蚕去丝，炒，一分　全蝎炒，二分，去尾

上件和匀，每服一字许，煎金银薄荷汤调下。

揭 风 汤　所治在前

全蝎去毒，面炒，一分　天南星一两，为末，水调作剂，包裹蝎，煨令赤色，蝎不用，炒亦得　天麻一分　朱砂一分，另研　轻粉半分重　脑子一字　麝一字

上件为末，和匀，每服半钱，煎金银薄荷汤调，以通为度。

青 金 丸

治婴孩小儿急惊风，痰涎壅盛，欲下，去痰退热。

巴霜半钱匕　青黛一分　天南星半两，炮　轻粉一两重　滑石二两重　全蝎二钱，去毒，炒

上为末，水煮面糊为丸麻子大，每一岁五丸，二岁七丸，三岁十丸，大小加减，用薄荷茶清送下，以通为度。

议曰：凡看小儿证候，不问长幼，目视指切，心究意到，医权药衡，准鉴疾之轻重，所谓斟酌对治，以遵其法，药入肠胃，犹合符节者，上也。按睹之后，忖度方法，思惟料理，良久始达其源，用医投药者，次也。不体全功，何谓艰疗？非四病之异端，乃谓究竟，不若是今议惊风之候，有急有慢，鄙夫

---

① 舒：日抄本作"和"。

以搐急谓急，搐慢谓慢，斯说未当，古人言论阴阳痫者是也。阳痫曰急惊，阴痫曰慢惊。阳痫颊赤体热，唇红脉数，牙关紧，口流涎。阴痫者，吐利作热生风，不有阳症，惟有搐搦，毕竟脉来散缓，乃是阴候无可疑。惟是阳症传阴，阴盛阳亏，阴症作疾，速用扶里。如急惊风候，阳盛阴亏，阳气刚壮，当用下之，使阴阳二气均平，调荣卫，二脉和顺，方乃可宜。前件方药，轻则揭风，盛则劫风，重则青金，或以真珠丸，请详而后以其功，察之轻重，审以汤剂，得中胜妙，莫令违也。若或怠缓，害加祸生，医者主察，勿令致咎。

截 风 丹

治婴孩小儿，四症已作，八候未具者，速宜与服。

全蝎去毒，炒　白僵蚕去丝，炒　天麻　白附子炮　天南星炮。各一分　朱砂一钱　赤脚蜈蚣一条，酒炙酥　麝一字

上为末，炼蜜为丸，鸡头实大，每服一二粒，煎金银薄荷汤化下。

定 搐 散

治婴孩小儿急惊，四证八候俱作者，宜服。

天麻　白附子炮　天南星炮。各半两　蝎梢炒，一分　朱砂一钱　代赭石一两，煨，米醋浸七次　雄黄一钱　乳香一钱　白花蛇头一分，酒炙　脑一字　麝一字　赤脚蜈蚣一条，酒炙

上为细末，每服半钱，煎金银薄荷汤调下，炼蜜如鸡头大亦佳。

议曰：搐证未作，痰热壅盛，故生其风，风不自散，流入筋脉，又入经络，遂发搐搦，定其搐搦，先用截风，风若不加，则搐搦自息矣。且搐搦已作，痰热有盛，疾候传极，其风不可

得而截，搐不可得而定，由如遗漏，炎炽猛烈，难以扑灭，如此患者，理宜下之。大抵阳痫用下乃良，阴痫何以加之？儿分长幼用药，惟有发风作搐，大小皆然。风之为疾，猖獗冲突，乃五脏虚处受之，察之在证，疗之未萌，由惊而作，或痰与热而为，审其搐，定其痰者要也。有其风即发搐，有其搐即因风，截风定搐，其议相续。今述截风散，不待搐搦，才觉风痰，惊热有作，便与服之，令不搐搦，故曰截风。既已搐搦并作，宜与定搐散御之，御之不散，与服暖金丹，其势加重，即与下之。且下之法，医家出不得已而为，劫风、揭风、青金三方，量其轻重，今人直便拟下，更不截风定搐之药，得失之议，皆由忽遽昏惑，智者良工，幸宜考较。

暖　金　丹

治小儿急惊，八候四证未全脱去，尚存风热痰涎，其惊风证候，欲再发作，宜服暖金丹。

天麻一分　白花蛇炙，取肉二钱，如无，乌梢蛇代用　全蝎二十一个，面炒　蜈蚣赤脚者二条，炙，去了毒　白附子炮，一分　白僵蚕二两重，去丝，炒　黑附子尖三枚　牛黄一分，如无，以黄牛胆者代之，加用天南星炮，半两　辰砂令研，半两　麝一钱

上为末，炼蜜为丸，如皂子大，煎金银薄荷汤磨化下。

议曰：所患惊风痰热四证，皆能搐窜斜视反张，惟是惊风作搐，名曰真搐，为其病受不传，即作痰热所发，或因伤寒等疾发作，总名假搐，为其更有传变。其时亲人仓皇，那堪医者昏惑，投药不当。发作致久[①]，虽假搐，失治或治不当，则传

---

① 久：此下至卷末"恐利动脏腑，切敬之"大段文字脱落，日抄本亦缺，据明抄本补。

入经络，又成真搐无可疑二。其病在痰热，手不捉拳，目无斜视，且儿知其非常动作，故加惊惕，惊成传风，惊风相袭，何谓假之有？又其医工察证无全功，疗治有失节，药参证候不同，祸害生焉。暖金丹者，清心肺良工，化痰涎妙饵。夫风候出乎肝，惊病发乎心，若清心肺，则肝受制，风不加传，即可疗理，聊举一隅，智者深详其方，良可佳欢。

益神定志丸

治婴孩小儿急惊风证候，发作已过，神不安稳，恍惚怯人，怔忪烦悸，闷郁不爽，宜服益神定志丸。

白茯苓　茯神去心　远志去心　人参　白附子炮　天麻　天门冬去心　麦门冬　羌活　甘草炙。等分

上为细末，炼蜜丸如皂子大，朱砂衣，灯心薄荷汤化下。

议曰：儿心本恬，神本守心，魂魄藏乎肝肺。惊风出乎痰热，由其鼓动心神，反乱气血，则风与惊流布四肢百脉，五脏六腑何以自安？三关九窍何以自通？若先以所治之药，令得气脉平和，心神安定，犹其尚未宁贴，恍恍惚惚，恐悸者有之矣，宜与此方，存养魂魄，安定心神，脉全气固，血调神爽。其或热存经络，痰留脏腑，不可以寒凉巴粉、大黄、黄芩之药，但益神清心，调脉定志，常服此方，惊风不再作矣。

牛黄清心凉膈丸

治婴孩小儿，凡有四证八候，其经络身体，等闲忽觉神不安稳，或有痰涎，或向火加绵，里外有热之时，速宜与服。不动脏腑，和益脏腑，平调荣卫，顺助血脉，去风化痰，散惊解热，大有功效。若作慢惊风候，亦宜兼与服之，其证候已退，更可与服调理秘方。

天南星　半夏　白附子　川乌各一两，并洗　川郁金半两

以上药件为粗末，用黄色牛胆二枚大者，倾出碗中和药，却用竹片子匡开胆口，以竹叶挑入，灌令胆满，药尽为度。如胆汁少，以两三枚汁并之，麻绳缚住，悬挂当风处一月，日干，去膜收拾。每修合，添入下项药：

马牙硝　朱砂　雄黄　硼砂各一钱　脑　麝少许

上胆药一两，四味各一钱，脑麝约之，细面煮稀糊丸，如麻子大，煎金银薄荷汤下，一岁十丸，二岁倍加。

议曰：古方所用黄牛胆、制南星，出钱氏方，甚良。此方近世名公处之，又加数味，得其至理，可谓通神妙用，有达今古，岂可谓之等闲？常俗鄙见，不知其妙，所造须腊月方佳，余月不可制度，应是幼幼不问壮弱，有其前件证候，悉宜服之。小儿平常无病，不可投剂，恐药服多，顽玩脏腑，不即为效。疗治之法，若以调和之药不能取愈者，易之以攻击，若以安贴之药未果致效者，宜革之以利，为消息轻重，用之毋忽，不可执滞丸散，若也胶柱调经，医犹失其通变，于胸次无可为藉，所谓庸鄙而已。

牛　黄　散

治婴孩小儿，急惊风，脚手搐动，八候俱作，牛黄散方。

全蝎六个，炒　巴霜一字　轻粉半钱重　雄黄三钱　朱砂一钱　川郁金一钱，皂角水煮熟，焙干，再炒　麝　脑各一字

上为末，和匀，每服一字半钱，煎金银薄荷汤调下。

议曰：此方医急风至良，但审轻重投剂，一服减瘥。此非常服，亦非调理之饵，正值关窍闭塞，痰涎变盛，气不宣通，经络不顺，心神闷乱者，服之顿苏。或自通利，或已取利，不宜与服，反成涤荡矣。疗急惊风，当用此方。痰壅并宜其通下，痰涎即下，即便助胃，观音全蝎散速与连服。未药之前，不可

踌躇，稍定之后，不可慌略。若审察其候，痰涎复作，岂可更下？须于慢惊证候理之。病家意急，慌用他药，或尔投药参差，哀哉！

天竺黄散

治婴孩小儿急惊风候，搐搦发作，常方疗治不堪者，宜服天竺黄散方。

天竺黄真者，二钱　天南星炮，二钱　草乌光面者，炮，一分　马牙消一钱　丁香一钱，不见火　腻粉半钱重　龙齿真者，二钱　川郁金一钱　白僵蚕去丝，炒，二钱　脑子　麝香各半字

上为末，和入脑麝，每服半钱许，煎金银薄荷汤调下，才通即便涎下，次用益神丸、清心丸、参苓散与服。

议曰：凡儿所患惊风，前人用药，截风定搐不住，热壮候存者，当用下却痰涎。其痰涎已下，热退风搐既定，即与平和调顺胃气，安神定志，不可更下热药，其候再作，依前又搐搦。此方亦非常服，直下痰涎，妙不可述，痰既下，且惊风自然而息。勿服太过，恐利动脏腑，切当敬之。

卷之十四

慢惊风传变_{治法截要}

凡慢惊风候，若是急惊传来，而尚阳证，其阳即亏，不必回阳，又不特治阳，只可截风调胃，均平阴阳，可冷可热，可缓可急是也。若直便与服附子、硫黄之辈，使阳归阳，又是急惊，学者理宜知之。既知阳证传作阴证，即与服保命丹三二服，兼前牛黄清心丸子，其有四证且八候，稍缓疾成阴痫者，即与服之。若已传过，八候不作，四证尚在，只冥冥者，与服定命饮子。若脚手冰冷者，乃四逆候，方可回阳。次第眼合者，即传作慢脾风候。其儿惊风，痰涎壅盛，搐搦不止，不可下者，宜与灵脂丸。其痰壅热盛，口角自垂者，白羌丸功效。惊风搐搦，身体虽暖，风痰不化，宜服天南星丸。

议婴孩所受，此等证候，别无他疑者，只依下项用药，无不苏省，切不可延久。其阳易化，阴气渐盛，药力不及，使人难治，又不可一向连并服药。每次一二服了，须审察证候缓紧，有无传变，稍觉宽定，其药放慢，或势渐紧，宜以次第紧急药与服，不可执滞一药，又不可便换汤饵，连并与之，所谓察其轻重，审其进止而后已，今著妙方，不劳检阅，修合如法，对证投治，克效万一。

议慢惊，若是急惊传来，是知前人不曾截风定搐，阳脱而转阴，阴重阳亏，其风与热随流纵入经络。又有曾服大寒凉之药过多，又有下积取泻致作，又有脏腑虚寒洞泄而为，其所受多端，已载前篇。

议理慢惊，当知阴痫之说，其证属阴，脏寒气虚，或尚泄泻不止，且惊正作，多因无识之人，一向治惊，更不理泻，药用寒凉投之，令气愈虚，泄泻不止，阴证愈重，惊搐愈增，若用止泻药，稍热八候复加，四证不退。慢惊虽曰难治，盖医亦不曾究竟，病作加进，深为重害。

议慢惊当察之所视为要，眼睛昏定为重，窜视为重，四肢厥冷为重，睛定不眨为重，虽眨不左右顾亦重，汗出如流亦重，口面忽作惨黯色至重。感风搐搦，慢惊眼在半开半合之间，乃知阴气所盛，传入脏间，阳气已亏，脾经属阴，次第入脾，故言慢脾风候。

议医慢惊与急惊风候，自是不同，未可一向下定搐药。急惊谓关窍不通，故以脑子、麝香等药通利，定其搐搦。慢风阴重阳亏，诸经已虚，不宜通关，又凉其脏，易作慢脾风。

议医慢惊不可争攻，急惊阳痫稍易理，慢惊阴症最难治。服药已愈，而尚虚乏未省，三五日之间者有之，俗谓过街候，发无定论，不可轻易妄剂投之攻击，则前功俱丧。

议慢惊所治之理，须究问原因所发。若是急惊传阴为慢惊者，乃阳痫所作阴痫也，当察阳证未纯，其阴证用药斟酌。如因泄泻而作慢惊者，男儿为重，如因吐逆而作慢惊者，女子为重，即阳脱而阴盛。小儿有长幼之别，脏腑有虚实之分，有泻三五次便成风候，乃由虚之盛也。或有二三日泄方成风候，或有五七日泻不止而成候。暴泻成风，由可速治，盖回阳、调中、补气之为易，若久泻渐传成风者，为虚为乏，故难疗理。

议婴孩、小儿洞泄成风，以补药治之宜用附子药，脏寒洞泄当服，取泻成风因药下积，宜以温脾壮气药调之宜服观音全蝎散愈之，有服寒凉药成风下药太凉致令，脏腑先寒，遇凉药吐泻，即传成风候，以助气醒脾药温之王氏大惺惺、大喝起散与服之即效，若手足冷，回阳宜术附汤效，**阳痫传作阴痫者**急惊传作慢惊风候，**以截风药治之**服前方截风定搐药，若在前三者慢惊候，便以截风，往往未为当，盖由病自虚乏得之，所以云调补之理。

议惊风证候，所以用药不一，治疗不等，由发作不同，故述在前。虽则四者之议，犹为大概，智者得之开发，详其轻重可否之意，而施设之。

议医理慢惊之候，其意在慢，治急惊之候，其意在急，何也？且急无过，因热生风作惊，跌扑作惊，他物触之作惊，惊热传极，即变生风搐搦等候，皆热所乘，若也顺证依法下之，诸候自息。然慢惊所作不常，当宜省察，用意仔细，所以故宜消息为之慢也，不可仓皇恐惧，有乎得失，非失治踌躇疑二之为慢也。又曰：慢惊无争攻，盖所疗至为难事，无妄当何？

议医慢惊不可与语无妨，疏脱有之，无诚不谨亦有之，无见不明亦有之。又不可言难，恐于人事，但存妙理，究竟深得法度者，投药必愈，不晓于理，裁度未良者，千万无顺人情投饵。既无可否之说，若或所见不到，即与善术者调治，庶不枉究，若也坏证伤候，必败其德，实有勉强仓皇者耶。

保 命 丹

治婴孩小儿，急惊风候传慢惊，宜服保命丹良方。

白茯苓　朱砂令研　白附子炮　牛黄如无，以制者加用之　天南星炮。各一钱　全蝎炒，半两　天麻炒，一钱半　甘草炙，一钱　硼砂一钱　脑　麝各半字

上为末和匀，薄糊为丸鸡头大，每服一丸，金银薄荷汤化下。

议曰：此一方已述灵秘，所治急传慢候，用之极良，其药纯和，却惊安神，化痰定搐，功效非常。然急惊传来，初入慢

惊，须较阴阳亏盈，乃为法则。阴盛阳亏，方谓阴痫，荣虚卫弱，方传阴痫，心惊神散方传热，热经渠①络弱②方传热。热痫之为病，四体不收，精神失守，百病千邪，五脏受虚，但随四证，而作八候，医工当察标本理之。若也证传候变，即入慢脾，十死一生，至为难事，请究所受疗理，越于古意，或太过不及，总为虚设。

观音全蝎散

治婴孩小儿，因吐而传慢惊风候，宜服观音全蝎散。

黄芪一分 人参一分 木香一钱 炙草 石莲肉炒 扁豆炒 白茯苓各一钱 白芷 全蝎 防风 羌活各一钱 天麻二钱

上为末，每服半钱、一钱，枣子半个，水一小盏，煎至半，与服，不拘时候，慢脾尤宜服之。

议曰：观音散，东汉王氏所著，调理婴孩，清神固气，补虚益脉，开胃止吐，醇乎醇，善之善者耶。所缘用药截风者，何正于危急之际，却作两饵投之，先与生其胃气，次服截风定痫，如此疗理，不惟迂曲致缓，又且未能药入脾胃之间。悟其至理，两剂一行，或加白丸子末以半和之，乃尽其妙。

犀 角 散

治婴孩小儿，因吐泻神困力乏，欲传作慢惊风候。

犀角镑，二钱 白术二钱，水煮过 甘草半钱，炙 陈皮旧者良，去白，一分

上为末，每服一钱，水小中盏，金银薄荷同煎三五沸，通口无时。

议曰：此方治小儿因吐泻，神困力乏，欲发慢脾风候，正谓救急不可令缓。若已传受，即风即热，即痰即惊，交相致作，神散不定，上窜搐搦，悉由脾虚之所致也。脾经既虚，次第胃虚，其药白术、陈皮，预理脾胃，犀角退热去风，热既不作，痰无发生，醒脾壮胃，风何得有。渐见苏省，兼与醒脾散及既济丹相间服，一向取愈为良。其方全不用逐风化痰之药者，盖是证候欲作慢惊，所以未宜先投紧药，故用此方，谓之和剂，一正其脾气，得无传变，不劳疗理，简径微妙，稽首智者作之，施功利益而已。

醒 脾 散

治婴孩小儿，吐泻不止，痰作惊风，脾困昏沉，默默不食，醒脾散方。

木香炮，一钱　全蝎炒，半钱　天麻炒，一钱　人参一分　白茯苓一钱　白术炒，一钱　甘草炙，一钱　白僵蚕炒，一钱　白附子炮，一钱

上为末，每服半钱，大者加服。水少许，枣子同煎至五七沸，通口无时服。

议曰：此良方最为胜善，小儿吐泻脾虚作疾惊风，神困气弱，沉沉默默，皆脾经虚乏已盛，风痰并聚，故尔不醒，宜多与服，仍加既济丹及观音全蝎散俱良。其疾复有引掣搐搦，无与惊风丸散，及脑麝寒凉等药，其证愈恶，其候愈盛，不惟惊风未退，且痰热助之，令儿疾作传变，传即慢脾，变即阴逆。慢脾犹载方药，尚可理之，阴逆之候，何可医治？阴逆者，阴谓阳气欲绝，逆谓受证不顺，不顺欲绝，但增吁嗟，使人无所措手，醒脾良方岂可隐匿。真所谓活人饮子。

神保既济丹

治婴孩小儿吐泻，或已作风候，服之功效。

硫黄　焰硝　陈橘皮　青橘皮并去白　五灵脂川者良　半夏曲炙炒皆可

上以等分，硫硝二味，和研令匀一处，用瓷器熔汁，倾出候冷，细研，旋入诸药和匀。

上为末，秫米粉水煮糊为丸如麻子①大，每二岁儿服三十丸，大者加之，并温饭饮下，空心食前。此方均分阴阳二气，多服有益。

议曰：阴阳二气不均，冷热相制，惊风已作，搐搦已定，或阳亏阴盛，或阴亏阳盛，或惊风未散，吐泻不止，或呕逆，或发喘，或脚手渐冷，或眼目欲合，或服凉药太多，或虚烦不定，或沉沉默默不省，或恍恍惚惚生惊，但胃气未脱，速与服之。若是危急，不待作丸子，只以末温饭饮调与服，以愈为度。若脚手冰冷者，服之立温，未止者，服之立止。虽慢惊慢脾风候，并宜与服，仍加薄荷汤使尤良。智者明理，必加钦重，愚者蒙昧，必怀犹豫。此方至良，少有知用，请敬而行之。

定命饮子

治婴孩小儿吐泻，脾胃虚弱，发作慢惊风候，搐搦不已。医工截风不止，取痰不下，散热不退，即惊不去，其证欲传慢脾风候，宜服定命饮子。

半夏拣羊眼者，半分　天麻一分　甘草炙　白茯苓　白术　老生姜各二钱

---

① 麻子：诸本均脱，据《婴童百问》此方用法补。

上件一处，用水一盏，于瓷器内煮令水干，将半夏、天麻、白术、茯苓切焙为细末，每服半钱或一钱，生姜枣子汤与服，无时。

议曰：此方健脾化痰，去风散热，功效如神，医工少有知用。初学之士，只知有脑麝香窜者方，用之俗夫便言好药，殊不知脑麝乃医家出不得已用之。其物通利关窍，开闭塞，疏腠理，利骨节，其药属阴，能化于阳，只有急惊宜用，慢惊、慢脾、伤寒等患，悉宜禁止。其或疳痢药用之，虚者亦禁。惟有痉痊癫痫，宜用定命饮子，屡经效验。野老处定此方，其功造化，深智高明，往往钦诮①。痰搦连并，脉息虚怯，不敢顿下者，宜与灵芝丸。若手足差冷，兼进回阳，行医用药，至于此等证候，乃主治活伤之权也。

---

① 钦诮（qiào 窍）：意指轻慢地讥笑。钦通"颇"，下巴上曲。清·朱骏声《说文通训定声·临部》："钦，假借为颇。"《汉书·扬雄传下》："颇颐折頞。"唐·颜师古注："颇，曲颐也，音钦。"诮，讥笑。

卷之十五

慢脾风候_{治法截要}

议曰：慢脾风候，即是慢惊风所传，元由吐泻脾虚，惊与风传入，故曰脾风。谓其脾家受风，若更逐风，无风可逐，若也退①惊，无惊可疗，但有疗②涎，虚热来去，儿病至此，所以难医。盖由证与候，惊与风，传经已极，总归虚处，惟脾所受，何故不曰胃风？胃属阳，其病即传阴脏，故无胃候。儿既尚有胃气，可以一向生胃，兼与回阳，即渐苏省。若更一向攻击惊风，脾亦不受，而又传散诸经，不可得而加药，若见眼合，即是脾风，宜服下项药。

议治慢脾风，乃是不得已而设。其疾危，如灯无油，渐见昏灭，钱氏所用金液丹，又青州白丸子各半，细研和匀，饭饮薄荷汤下一钱、半钱许，此乃截风回阳。又一方，以四君子汤加黑附子末四分之二，脚手冰冷者，用和对半生姜枣子煎与服。此方古人用之，岂不同常，所较下项良方，亦尽世之善也。

议治慢惊慢脾，须禁脑、麝、腻粉、水银、巴霜③之项，及寒凉动脏腑等，或以燥热，俱不可用，只宜回阳醒脾汤使与服。

议慢脾风候，十个孩儿，有④个以艾灸之，须当斟酌病候有已未脉绝之理。若也一脏绝，即不可用药，谓如眼无光，指甲黑，四肢垂軃，五体俱冷，并不可勉强下药。

---

① 退：日抄本作"逐"。
② 疗：明抄本作"痰"。
③ 巴霜：日抄本、类聚本皆作"粉霜"。
④ 有：下疑脱"一"。

议慢惊风候，至于痰涎在膈之时，诸脏皆虚，喉中声如拽锯，一二日之间不散，但只闭目，此乃虚之盛也。只是虚痰，饱养其气未有所知之者，直便下去痰涎，其儿随时化去，宜用下项妙砂丹，服之乃良。

议婴孩所患急惊、慢惊、慢①脾三者，皆由风痰所作，以渐传及，未有初得病而便慢脾，或急惊传来；或即吐泻而得；或久痢其气虚脱而得；伤寒表里俱虚，传入阴证，亦成慢候；久嗽成痫，亦传慢候；霍乱吐利，亦传慢候；脾困久睡，亦作慢候；吐血，亦传慢候；虫积冲心，亦传慢候；肝风筋急，亦传慢候；大小便闭，亦作慢候；心虚烦躁，亦作慢候；烦渴引饮，亦传慢候；腹肚疠痛，亦传慢候；睡里切牙，亦传慢候；日夜汗出，亦传慢候；走马疳急，亦传慢候；诸丹毒，亦传慢候；龙带缠腰，亦传慢候；膀胱吊疝，卵肿茎曲，亦传慢候_{茎曲，阴茎勾曲}；四体浮肿，亦传慢候。以上小儿所患诸疾，皆能传作慢惊风候，由慢惊乃传作慢脾，脾气既绝，胃气已尽，无可得而治疗故也。

议婴孩五脏，易冷易热，易虚易实，医方并不治腑受病，曰脾不病耳。曰非也，小儿在腑有疾，自愈者有之，在脏不可不治。脏者阴属，腑者阳属，谓小儿先阴而后阳。又曰：小儿乃纯阳之气，在腑则顺，在脏则逆，故前贤皆理其脏，未言治腑也。又肾一脏，常主虚，不可攻疗，若有肾脏患，但清心肺，缘心与肾，即既济也，肺与肾乃子母也，无与肾药及诸补药，若治肾脏，即他病发生，故戒止不可疗。

议婴孩慢候，皆由脏虚，阳亏阴盛，应小儿所患脏病，阳

---

① 慢：原脱，据本段下文补。

虚阴盛者，无不入慢候而毙。惟吐与泻，痢与积，致入慢候，其证速也，虚又速也，宜用良方治法，循其次第，无不获安。然其慢惊脾，无令速愈顿瘳之理，既和且平，更用调脾养胃，万万不可过剂用冷热汤药，若失之即吁哉。

白僵蚕丸

治婴孩小儿，慢脾风候，痰涎潮盛不化，宜用白僵蚕丸良方。

制牛胆五味者一分　白僵蚕去丝，炒　钱子地龙　五灵脂川者
全蝎炒　半夏末各一钱，用生姜汁浸

上件为末，水煮半夏末糊丸，如麻子大，每服三十丸，煎金银薄荷汤下。

议曰：脾家有风，乃虚所致，惊搐所由生也，痰涎是故作也。阴痫不暴，其实骇医，若也意急，投之冲烈，愈见害重，诚为不可。所以禁却脑麝通利关窍之药，悉无利益治法所宜者，今选用妙方，顿以活人。白僵蚕丸，一味去痰，尤能截风。既已传入慢脾，则风痰混致，惊热交临，医工看候，药用当权，未敢决之可否，候未脱去阳者，直宜与服之。若阳亏阴盛，至危至急，候变非常，精神色脉，骇于人情者，当服下项良方。

附 硫 丸

治婴孩小儿，慢脾风候，附硫丸散方，四肢冷厥，服之尤佳。

黑附子尖二个，去皮，生用　蝎梢七个　熟硫黄末一钱匕

上件为细末，生姜自然汁和丸如绿豆大①，每一岁二十丸，

---

① 如绿豆大：原脱，据日抄本补。

米饮下。

黑　附　汤

治慢脾痰盛，四肢逆冷，黑附汤方。

黑附子炮，取末，二钱重　白术一钱　南星炮，一钱　甘草炙，一钱　半夏一钱，汤洗七次

上咬咀，每服二钱，水小小盏，生姜三小片，枣一个，煎至半，去滓通口，以匙挑与服，所觉手足暖，其候渐省，药即止之。

辰　砂　膏

治婴孩小儿，慢惊风传慢脾风候，有冷痰在膈，潮作不散。此疾虚久，不可顿下，其儿搐缓，昏困至重者，宜服此方。

大黑附子一个，八九钱重者，去皮，脐项上刻一孔，入粉霜、硇砂各半钱，内在孔中，用附末塞，烧灰存性　天南星炮，半两　蝎梢　羌活各一分　朱砂半两，飞过

上为末，以朱砂和匀，炼蜜为丸鸡头子大，每服一丸至两丸，煎金银薄荷汤入酒三五滴，点化与服。

议曰：此三方，皆用黑附子，直不可执谓性热，儿在幼小，碍与服之。其儿患脾风，脚手冷者，有微有暴，审其轻重，轻即用汤，盛即以丸，重即以膏，服之皆效。须候手足暖，阳气回，即为之快矣。既已温暖，更以醒脾正胃药兼服，除是慢惊传入慢脾候，方可与服之。硫黄其功甚速，又且逐风化痰，醒脾正胃，温暖脏腑，补益肠胃，夺命回阳，省活危困，至良至验。切不可仓皇妄投丸散，或太过不及之时，则致咎于后，万宜学受，不至诬诞故也。

七宝妙砂丹

治婴孩小儿，慢惊风及慢脾候，神情昏困，膈上有虚痰，

不能得化，不可服巴豆、轻粉，恐动脏腑，只将神仙所留妙方与服，其痰须臾自下。良久神情已定，眼目微开，渐与温平药调理胃气，兼顺理惊风药与服，勿更攻击。其方乃一文开元通宝铜钱，名七宝妙砂丹_{钱样见后}。其钱背上下有二月字，只有一个月字者不用，钱色淡黑，颇小诸钱，将钱顿铁匙头于炭火内烧，霎时四维上下，各出黄白珠子，遍舷都是，挦出候冷，倾放茶盏中，入朱砂末少许，只作一服，煎金银薄荷汤送下。多枚此钱，准备缓急，或先烧成珠子，收拾亦得。此方坠下小儿虚痰，别无他证候者用之，乃保十全功效，无可疑讶。

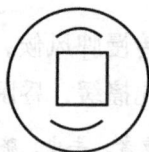

此是钱样

议曰：调治婴孩小儿，慢脾风候，无过前件药，对证克效，须审慢脾已传、未传之理，其儿眼开未合，尚在慢惊，脚手不冷之时，未可便与回阳，且与七宝妙砂丹一二服。眼合沉困，阴证极盛者，方可与服回阳。凡服回阳醒脾汤剂，手足渐暖，仍与观音全蝎散及醒脾散兼服。凡慢脾风候，最为恶证，只可前方调治，虽曰紧急，不得并杂，用之泛泛，不惟无益，枉劳其功，虚延其候，闲养其疾。此疾传阴，阴重病盛，如灯无油，只见次第蜕去，若不助阳生胃，只知截风去惊，儿疾转见增重①。且儿阴证，未至十分，与药加其寒凉，攻得阴重阳亏，难以救疗。若也失其阳气，随阴而化，所谓制之在始，无之于末，医慢脾风证候，如其所述用药，由可救活，若鄙夫意见不

---

① 重：类聚本同，日抄本作"长"。

同，难以省活，嘘哉！

痫疾证候

古方具述多端，王氏著载有三，惊痫、风痫、食痫。风痫之疾，由于风热而作；惊痫之疾，由于惊积而得；食痫由于食时而得。其惊三者发作，大抵相类，风痫有热生痰；惊痫神魄散乱，恍惚无定；食痫因食而致惊，食未克化，气忙关膈之间，生痰致风，由风成痫。

议治风痫，先用化痰，宽利胸膈，开通关窍，安镇心神，定①其搐掣，然后与治风痫药服之。

议治惊痫，先凉三焦，利惊去热，安神定志，平调脏腑，温化痰涎，然后与治惊痫药服之。

议治食痫，先用推下关膈停积惊气，次和顺中脘，次安脏腑，然后与治②痫药服之。

议曰：惊之与痫，风之与热，皆遍相袭，有热必恐有风，有惊必惧成痫。治风先退其热，治痫先用散惊，此乃至要之议，学人当明其理。所言痫之为疾，古述繁多，或云六畜，牛、马、鸡、羊、猪、犬，其声音相类，形体相尚，有若六畜之状，故得其名。《宝鉴》载云一百二十种，其说大繁，其传乃热，但是痫疾无越三证，皆由所生，总而言之，不必烦求，有误初机，枉究遂成艰学。如此一病，尚陈罗缕，向其惊风者乎？王氏蠲之，得其详要，以合礼法，今则著书，特示良妙，截治至简，庶几所受，顿渐瘳愈，靡不快欤！学人深详，必无枉究。

---

① 定：原作"究"，据日抄本、类聚本改。
② 治：疑脱字，明抄本"治"后有"食"字。

治小儿食痫，先用真珠天麻丸推下，次服定痫妙药。

治小儿风痫，先用化风丹去其风热，次服定痫妙药。

化风丹

法制黄牛胆二钱　羌活　独活各二钱　天麻　防风　甘草
荆芥穗　人参　川芎

上为末，炼蜜为丸，如皂子大，每服一丸，薄荷汤化下服。

议曰：风之为病，其状多端，皆由腠理疏弱，荣卫虚怯，经络不顺，关窍闭塞，其气霾瘗①郁勃音拂，其脉凝注征役②，有同天地晦冥，日月晕蚀，飚暴发兴。精神俱溃者，一身四体皆不我有，是谓风痫之至也。所谓化风，化其所受之风，不待久传迅变。凡该五脏蕴热，三焦作壅，速与流利，热即风生，壅即风长，关窍不通，其风何能自散？若言化之，即顺助之，其荣卫经络，顺得流行，若也便与截风定搐，为已成痫，其风不散，若更攻击，即冲任百脉，虽不发作，毕竟隐伏，久而再发，无能去根，此方得名化风，不复加进矣。

比金丹方

治风痫③。

人参　白茯苓　远志去心　山药　辰砂　天麻各一分　石菖蒲　川芎　甘草炙。各一分　天南星炮，二钱，生姜汁制　麝一字

上为细末，炼蜜为丸皂子大，每服一粒，煎金银薄荷汤化下。

---

① 霾瘗（mái yì 埋义）：指暗晦难见之意。霾，空气中因悬浮着大量的烟、尘等微粒而形成的混浊现象。《尔雅·释天》："风而雨土为霾。瘗，隐藏。《玉篇·土部》："瘗，藏也。"

② 征役：明抄本同，日抄本无此二字，疑衍文。

③ 治风痫：原脱，据本卷内容补。

议曰：风行于四时，和顺于内外，长养万物，能生能败，法令至周，惟风之德。夫人一身，亦同天地，顺则和，逆则害，所发之风，由其虚而作，应其热而生，有其痰与热而发其惊，关窍不通，气脉流注，遂有传变，于身为害，当用逐之。何向童稚幼雏，嫩娇危脆，百病总归于风，岂可取次疏怠？凡治风有法度，不可极力施功，若停待即须臾而更，仓皇即拙谬而失，深意审详，随其逆顺而疗之。袭逐在后，预追不及，所载在前，释化不尽者，正谓庸工，医之陋也。善治惊痫者，化其痰，和其气，镇心神，安魂魄，通关窍，顺经络，使其荣卫常顺流行，调其脏腑，长和充实，邪自何生，风从何入，虽有些小，自然而散。此痫由惊为疾，岂可见留。常令血脉充，肌肤壮，头目清，精神备，饮食节，睡卧稳，寒暑知时，脏腑常固，其经络自和，荣卫自顺，比金之名，决定不坏，斯乃顺调善摄而已。

夺魂散

治定痫良方，夺魂散。

白僵蚕去丝，炒令黄色，半两　蛇含石烧红，用米醋淬七八次，碾碎　白附子炮。各一分　生银　生金　牛黄如无，以胆制倍加用之　乌梢蛇头七八寸许，酒炙　白茯苓　天麻各二钱　天南星秤末一分，生姜汁浸一宿用　半夏末二钱重，生姜汁浸一宿，各焙　赤脚蜈蚣一条，酒浸，炙令焦　犀角镑，二钱　脑子　麝少许

上为末，蒸枣肉为丸，如麻子大，每服十丸至十五丸、二十丸，煎金银薄荷汤下，朱砂为衣。

议曰：痫之为疾，又是一种证候。若言惊风所传，古人有谓食、风、惊三痫，若言不于惊风所传，古云惊风三发便为痫。且痫为疾，痰热壅盛，传入经络，塞于心肺，是致关窍不通，故作痫疾。发作有如惊风天吊，或因惊而生痰，多或因热而作

风盛，大小便不利，上下气不通，心神闷乱，若死而复生，生而复死，沉沉默默，无由苏省，忽尔气透关窍，渐得开通，魂魄稍得安定，向后心被触，脑气不宣利，发作如前。是知痫之为疾，乃由虚痰冷涎，顽结于胸臆，惊风并聚于关膈。常无精神，心志不宁，即存恍惚，疗理不专，药服不投，必致自害，何足怪者耶？夺魂散方，经效秘传，修合如法，活人神验，岂非至宝之谓也。

卷之十六

议十种热证候

医云：热有十种，惊热、疳热、风热、潮热、伤寒热、疟热、积热、丹热、疮疹热、余毒热。

议曰：有惊热即有风热，此言惊风热，又有风邪热，乃感风成病，类同伤寒热。又伤寒热，类同疮疹热。又疮疹、麻豆之后，有余毒作热。

议积热有同疳热，发来潮作，又似疟热，总曰潮热，盖发作有期。

议丹热、疳热，各自体之，不类诸证。今将得效所治诸热良方有四，主治分诸热证，悉有功效，非特触类而分之，乃是所疗治其根本而已，无不应验，更不兼他药，只此四方克效，万不失一，载列在下，请宜审察投药，随病瘳愈，神莫能究。仆尽心讨论，以其简要，不惮烦劳，去此就彼，检阅再三，犹若良将用兵奇正，敌寇虽有凶恶，必不能逃窜。其病候或有同异，其证候无过于析类为定，必不疏远综错矣。尝恃自退热之理，秘不可传，道由心悟得之，可谓醇乎醇，善乎善者耶！

议类症诸热

议血热，即遍体生疮痍痈疥瘙痒，及重发作丹毒龙带之属。

议骨热，即外冷内热，其病骨蒸候。

议实热，即气脉壮实，五脏六腑气充，大便硬少，或闭不通。

议虚热，三焦不顺，五脏不和，欲作疳候，啼哭烦躁，夜出虚汗，或泻痢后有热。

议三焦热，即上膈虚烦作渴，颊赤惊悸，夜后啼哭，睡中谵语。

议五心热，虚烦多惊，小便赤涩，睡不安稳，气粗，或作瘛疭。

议肝经热，眼目赤肿疼痛，眵泪羞明，或筋脉拘急，有夹风痰。

议肺经热，鼻塞生疮，不闻香臭，或余毒不散。

议胎热，儿在胎中，受母饮食，荣卫不顺，有余毒之热，发作众疾，或从降生之后，常作热症。

议伤寒后余毒热，虽曾解表，余热传脉，或入经络，久而不散。

议疮疹余毒热，其儿所患疮疹，不甚快速，有余热留滞在百脉之内①。

议项上生核作热，软大微红者，名惊气。核小，三五连连，长短相类杂者，乃余毒热，亦名惊瘰，初生乳幼者有患之。

议三焦蕴毒热，上攻咽喉之外，名作腮热，气血凝滞，经络不行，热毒攻注，故生痈疖。

议麻豆作热，类似疹候麻子，乃腑受病，属阳，故易调理，虽不服药，亦能自愈，只恐吃毒冒风，为之逆也。

议温气热，即是时气温热相袭而成，小儿又令有时气之温，未经患疮疹者，即重蒸大小相传，皆作是疾。

议小肠热，心经不利，小便淋涩，或筒管内疼痛。

议胃热，作气口臭，或发呕逆，不思饮食，亦由胃家虚热

---

① 内：日抄本、类聚本皆作"间"。

得之。

议脾热，口苦，昏困喜睡，因吃食毒物，积聚在脾不化，脚梢冰冷。

议邪热，肺经感受寒邪，阴阳二气不正，痰涎咳嗽。

议寒热，谓先寒后热，其状如疟，乃虚中有积，凡儿患痞癖癥瘕，皆作寒热潮发。

议伤风热，鼻声重，头痛脚热，类如伤寒候。

议伤暑热，烦躁引饮，头目昏重，时正盛暑，或曾感冒。

议荣热，即血热也。

议卫热，即气热，荣卫不顺，即气血不相参，虚之致也。

议筋热，咬指甲见血。

议肾热，病作崩砂，黑齿烂龈，以至走马疳极候。

议烦热，即啼之不已。

议躁热，即哭之不已，皆由三焦不顺，心中积热，虚烦躁闷。

议变蒸热，只在五百七十四日之内，三十二日一变，六十四日一蒸，在其数发作者应也。

议大肠热，乃是肺家有热在里，流入大肠，秘结不通。

议瘾疹热，乃是肺经有风在表，肺主皮毛，故生瘾疹风。

议痰热，因感风生痰，在上膈久不化作热，或在逆恶心。

议惊气热，良由小儿受惊，其惊气不散，留在上膈，无得自化，故作热毒，攻在颐项之间。

议肚热，即是积热证，若加脚冷，当与下之。

议客忤热，初生之儿，亲戚外来，儿触其邪，以乱其正，故作热。

议痫热，惊风不散，聚在经络，或入脏腑，其候常发，不省人事。

议瘹疯热，亦惊之所受，入经未传散，略作搐掣。

以上诸证，受病治法，分类于后。

分十种热症_{附诸热类}

惊热：痫热、惊气热、瘹疯热、客忤热、五心热。

伤寒热：伤风热、伤暑热、夹惊热、夹食热。

疳热：虚热、烦躁热、筋热、骨热、肾热。

以上并宜与服葱根脱甲散。

风热：痰热、变蒸热、肝热、大肠热、瘾疹热。并宜加麦门冬子去心煎。

丹热：实热、血热、三焦热、小肠热、龙带热。并宜加大黄及灯心煎。

疮疹热：麻子热、温气热、已出症热、未出症热。并宜加紫草茸、川当归同煎。

余毒热：胎热、肺热、伤寒后余毒热、疮疹后余毒热。并宜加薄荷煎。

项上生核作热、痄腮热、痈疖毒热。并宜加大黄、朴硝煎。以上宜服大连翘饮子，随证加前件汤使同煎。

潮热：荣热、卫热、瘅气，两日一发，三日一发。

积热：脾热、胃热、痞癖热、肚热。

疟热：邪热、寒热、脾疟、鬼疟_{夜发}、单疟①_{独热}。以上宜服梨浆饮子。

---

① 疟：原作"热"，据日抄本、类聚本改。

八①种虚痢作热：吐热、泻热、霍乱吐泻热。以上并宜服正气丸、调胃散，用调助胃气，不可以凉药退热。胃气和，其热自然而散愈。

虚中积热、腹痛积热、虫痛积热。以上并推下积。

脱甲散<small>亦名葱根煎散</small>

调理婴孩小儿，伤寒体热，头目昏沉，不思饮食，夹惊夹食，寒热，大小便闭涩，或赤或白，烦躁作渴，冷汗妄流，夹积伤滞，膈满胀急，青黄体瘦，日夜大热，及疗伤风伤暑，惊痫客忤、筋骨、肾脏、疝气等热，并宜服之，脱甲散良方。

<small>柴胡三钱，去芦　川当归净洗，二钱　龙胆草三钱，去芦　白茯苓二钱半　人参二钱　知母三钱　甘草炙，四钱　川芎二钱　麻黄二钱，去节，又根一钱仲②</small>

上件为细末，每服一大钱，水小小盏，入小葱白连须一寸，同煎至半，温服不拘时候。

议曰：此方散热，扶表救里。表虚令汗不妄行，里热令气不闭结，外即通关，内即开渠，通关流行经络，开渠不壅脏腑。然其知母、当归，顺正阴阳；人参、甘草，和益肠胃；柴胡、川芎，敌去寒邪；茯苓、龙胆，止汗生津；麻黄去节留根，功全表里；葱白连须，出汗效正。盈亏热在表里之间，施无不可，积传惊痫之候，用立见功。葱根至良，号曰脱甲，奇妙述难尽议，书载易详，但专诚用之，对症功效，率无见诮者耶！

大连翘饮　<small>治症在前</small>

<small>连翘　瞿麦穗　滑石　车前子　牛蒡子炒　红芍药各一两</small>

---

① 八：原脱，据日抄本、类聚本补。
② 仲：日抄本同。明抄本作"倍"，疑为"焙"之讹字。

山栀　木通　川当归　防风各半两　黄芩去心，一两半　柴胡去芦
甘草炙。各二两　荆芥穗一两半　蝉蜕去大脚，一分

上件一十五味，㕮咀，每服一大钱，水小小盏，汤使在前。

议曰：此方解利心经邪热。心与小肠受盛，小肠乃水窦，常宜通利，壅则结，滑则脱，热则涩，盛则淋。平凉心经，三焦自顺，不待疾作而解，症成而疗者，疏怠有之矣。一十五味，加汤使在前，才觉蕴热客热，寒邪风邪，冒入肺经，心将受之，心不受触，传于小肠，或闭或涩，或赤或白，淋沥不通，荣卫不顺，壅之作疾，其发作①以至膈热，眼目肿赤，唇口白疮，津液不生，涕唾稠盛。虽在表里，俱得其宜，惊风悉能散化，痰热亦自消除，连翘之功，不虚设尔。

梨　浆　饮　治症在前

青蒿取花头，用童子小便浸一二次，日干为度　柴胡去芦　人参
黄芩去心　前胡　秦艽去土　甘草炙

上等分，㕮咀，每服，一岁儿半钱，两岁一钱匕，水小小盏，入生藕、生梨梨条亦得，薄荷两叶，生地黄一寸，同煎至半，去滓，通口空心食前服。两滓并煎作一服。

议曰：此方治脾积寒热，其状如疟，乃由脾气阴阳相胜故也。其寒在先，阴胜于阳，其热在后，阳胜于阴。阴阳循之经络，传归于本，依前复作，不越三日而止，重则头痛呕逆，久则二三岁不歇，左胁有块，小者如桃李，大者似坏碟②，治法下去癥积，痞块自消。然寒热亦未能自解，宜先与服梨浆饮，连滓并三服定，去寒热了，方可下积。问之药性寒凉，何以御

① 发作：日抄本、类聚本皆作"发多端"。
② 坏碟：类聚本作"杯蝶"，义长。

之？答曰：所谓先寒后热，犹阴阳胜伏，递相更变，阴积阳亏，逆之致反，故寒极热生，热极阴作，反汗自汗，表有少解，气聚复作，气虚愈重。所服梨浆饮，以毒攻毒，药用青蒿，以寒御寒，其热不有，寒必无加，自然荣与卫和，阴与阳合，寒热再潮未之有也。梨浆之功，妙哉绝伦，稍能知用，无不得安，若患三载，不过两服，曾经十年，只以此方，妙用至纯，使人钦叹而已。

正气调胃散

治婴孩小儿，八种虚痢作热。或吐或泻，发热霍乱，上下气不复常，心虚烦闷亦作热，并不可加用寒凉之药，宜与服此方，正气调胃散兼生熟饮子。如不纳食，宜服分气紫苏饮子、正气调胃散良方。

厚朴二两，生姜和皮二两，捣压在钵中一二宿，常番转，取二日干①，慢火炒 半夏一两，洗去滑，七次 白扁豆炒 藿香叶 陈皮各一两 甘草炙 薏苡仁炒。各半两 白茯苓 白术各半两

上为末，每服一钱匕，水小小盏，生姜二小片，枣子同煎。

议曰：吐泻作热，由其阴阳不顺，邪正相干，脏腑不和。上吐下泻，又有只吐而热者，又只泻而热者，皆是运动真气，上下不升降。又吐泻俱作，曰霍乱。其儿阴阳二气不正，脏腑愈虚，且吐且泻，加之盛也。不尔，风生作疾，候变即慢脾风，病家不知其理，医工罔究其详，古人不述其微，致后学必招利害。今知吐泻疳痢，热自虚里发作，岂可解利其表？若也攻里，由虚生虚，循此调理，可得其宜，大小一同，轻重尽善，至理之言，明智可鉴。

---

① 取二日干：原脱，据日抄本补。

议吐泻详证六法所治

议曰：脾不和，即胃不生，荣不足，即气不正。胃乃脾家之本，荣乃卫室之根，根本坚固，百虚不作，表里充实，诸邪不入。治法服药有六：合分水谷，即与五苓散服；合退暑气，即与香薷散服之；合均阴阳，即与既济丹服之；合温脾胃气，调顺三焦，去湿，即与理中丸服之；合平正五脏气，散虚温中，即与正气调胃散服之；合温中脘，醒脾和胃，去虚助气，开胃进食，即与分气紫苏饮服之。以上六证用药，皆和调顺脏腑，且脏既温亦和，既正且顺，热之一等，自然释散。此等证候，万一不可直便用寒凉药退热，若将热药止吐与泻，攻发阴阳，二气差错，致作风生，遂急医风，又投凉药，取次施为，皆为乖缪。由是吐泻之热，不可用以寒凉，或致反误利害应时矣。

议潮热有五

一、因伤寒之后，余毒不解，成潮热，宜服脱甲散兼小柴胡汤。

二、因痞气有块，阴阳不均，成潮热，先服梨浆饮，次三棱煎丸。

三、因癥积食伤冷滞，脾胃不和，成潮热，先服脱甲，次塌气下之，后调胃。

四、因阴阳不和，脏腑虚怯成潮热，或冒暑湿，脾疟成潮热，单服煨姜散。

五、因疮疹后，余毒不解成潮热，宜服大连翘饮子，更与助胃气。

议曰：潮热，谓热来之有期，或一日一发，或两日一发，或三日一发，不越三日，先寒后热，正定来者易治，乱日者难理。疾起脾胃，即是疟候，同出而异名，又有单热潮发之作痔，长作劳。若癥积伤冷，积滞痞气，皆脚冷浑身热；若有虫积，其肚亦热如火。凡儿有患脚冷肚热者，便与下之，须量热轻重，分数而利，有虫多者取之，少则安之。取虫宜在于春旺冬实之时，其或儿壮虫盛，不拘此说。

议　痢　热

凡小儿患痢之时未热，久则气虚，其脏腑虚极作热，此属恶候。才见痢候作热，此儿脏腑虚弱，同于虚热主治。其或三焦热，引饮不歇，四肢浮肿者，理宜温补脏腑，散除湿气。喘则难治。凡痢热、痔热、吐泻热，并不可发散退热。不任寒凉药，但理其病源，调其脏腑，和其荣卫，生其胃气，令进饮食。次与痢药服之，参酌赤白多少，脓血相杂，里急后重，用行血，厚肠胃，和中脘，温脏腑，其热自然退愈。凡儿患痢，不问轻重，悉禁荤腥、冷热、炙煿、腌咸、应毒之物。若恣口腹，愈而复作，若也求安，须用戒绝之矣。

议曰：幼幼患痢，悉由积毒而受虚热而发，三焦不和，五脏蕴伏，冷热相攻，阴阳反逆，是以作疾，肠胃洞虚。所言正患之时不热，稍愈其体温壮，众莫能知，此等皆由劳其形，役其气，食其毒，触其脏，余毒不化，所以作热，隐伏于百脉经络之间，无由归本，若更逐抑，何得而安？所用正气谓胃，智者默而唯然。痔痢之热，安自内和，若和则上下气相承，表里相顺，使饮食以自然而然，行坐以快乐而乐，是谓和矣。其或蹙眉垂首，挃①腹操脐，撼体拘挛，焦唇烦躁，皆由不和。所欲和者，食饲粳粟，药饵参苓，葱汤涤肚，卧避风湿，仍常以调胃散与服，虽疾无加，惟热必愈，能禁能戒，且安且乐而矣。

议 积 症

应诸家方书，并不言聚者，盖所患只因五脏受病，从阴成积。其脾主食，由食生冷果子、甘甜热毒等物，积在中脘不化，久而成疾，故名曰积。积之为患，有轻有重，其类多端，病候不一，岂可概举？凡小儿有积热，无不肚热脚冷，要知轻重，但约肚热为之分数，其肚有及七分胀，五分热，亦有三五分胀，七八分热者，盛则两胁膨胀紧满。既有此证，须审其候，方可服药，庶不致误矣。

议曰：固②积病久，传作肿胀，小儿肿胀之病，下项诸证，皆由积毒患不治，而渐变作证候，随其轻重，所发是以不同。应小儿食肉太早，无不有积，因积不化，无不成痞，饱饫过度，无不气胀，由胀受湿，无不发肿。头面脚手虚浮者，湿在于脾，理脾去湿，随手而愈。若腹肚胀肿，光膨蛊急，至于作喘，所谓乘虚入腹，为疾难医，不可容易转动脏腑，须究荣卫虚实。若虚及分数，先宜调中理其固实，方可疏利，若理不能充实，则坏证虚败，岂可转动？不惟无益，恐涉深害。

① 挃（zhì 至）：捣也。
② 固：原作"因"，据日抄本、类聚本改。

卷之十七

总论肿胀

肿胀二证，此由虚中有积，久患失治，渐传作证候，传化多端，随虚实，按轻重，察盛衰，审表里，主治先固其本，后正其标，得无恙矣。

肿

受湿肿脚手面目虚浮、食毒气肿腹肚肾盅胀急、伤寒虚气入腹肿、泻痢虚气入腹肿、气虚肿、血虚肿、荣卫俱虚肿。

胀

疳气胀、疳极胀、疳积胀、气积胀、痞气胀、癖气胀、癥积胀、锁肚胀急、上膈胀、中脘胀、食伤膨胀、蛔虫胀、脾气胀、冷积胀、虚积胀。以上肿胀虚积，并当下之，用药各有法度。

议　肿

受湿肿、伤寒虚气入腹、食毒气肿、泻痢虚气入腹

议曰：此四种所患，病不相同，皆由虚盛而得之。受湿谓脾胃受湿冷，久不克化，气浮四肢，头面皆肿。食毒气由脾胃伤之冷积，毒气停留胃脘，致虚入腹作肿。伤寒由下之太早，乘虚入腹作肿。泻痢之久，脾气亦虚，是以致肿。以上宜平调胃气，补脏充实，方可去肿，先服四味理中丸减半干姜，加白术、桑白皮同煎。伤寒虚肿加枳实，作喘加淡豆。泻痢虚肿服正气调胃散，胃气既壮，以救生丹利之，其肿即退，再调补脏腑，用观音散良

益，固平复矣。

气虚肿_{亦名气蛊}、**血虚肿**_{亦名血蛊}、**荣卫俱虚肿**_{亦名气血蛊}

议曰：小儿所患，肿胀一门，最为要急，前人少有究竟。然肿胀已作，皆由荣卫不顺，脏腑怯弱，壅滞三焦，流注百脉，表里俱虚，邪正相乱，所以致受。四大浮盛，腹肚膨满，多由食毒得之，饮冷得之，癥伤得之，饥饱得之，积久不化，诸虚所入，故成斯病。病由虚得，或则妄乱通下，因虚致虚，根不能去，疾加已盛，是谓坏症危候。智者怯而为辞，庸者暴以攻击，二医不同，诚属难治。原夫智者商之，谓商量斟酌轻重；良者审之，虽曰良工，由宜审其可否之意；疑者塌之，疑其病盛不可利，只宜与塌其气；明者起之，明其虚实已定，良方起活。谨遵其理，始可调治。用药至真，对证克效，即无恙矣。

以上先与服荣卫饮子，次服分气饮子。

荣卫饮子

调补婴孩，气血俱虚，荣卫不顺，四肢、头面、手足俱浮肿，以至喘急者，并宜服荣卫饮子良方。

川当归　熟干地黄_{净洗}　人参　白茯苓　川芎　白术　甘草_炙　白芍药　枳壳_炒　黄芪_{蜜炙}　陈皮

上等分，㕮咀，每服二钱匕，水小盏，煎至半，去滓，通口不拘时候。

议曰：荣者，血温流行于脉；卫者，气顺调和于络。是故荣行脉中，卫行脉外，阴阳相安，循环无止。自幼至长，不离呼吸，无少滞碍，其脉方调，其气乃顺。呼吸之间，脉不应息，气有违滞，流注经络，隐伏脏腑，虚热则发痈疽背疖，实热则患疮痍疯疥，况其荣与卫，阴及阳，偏枯有作，易感寒邪，亦易致虚，百病皆由兹始。此方最良，虽儿幼小，并可与服，以壮其根，血荣气卫顺且和矣，腑寒脏虚，温且壮矣，盈亏自然而正，阴阳调均，气脉充实，乃曰妙工。

分气饮子

调理小儿，肿胀作喘，气短促急，坐卧不任，四体浮肿，饮食呕逆，神困喜睡，宜服分气饮子良方。

五味子　桔梗　白茯苓　甘草炙　陈橘皮　桑白皮　草果去壳　大腹皮　白术　枳壳去瓤，切炒　川当归　紫苏　苏子　半夏曲

上等分，㕮咀，每服二大钱匕，水小盏，生姜二小片，枣子半个，煎至半去滓，通口不拘时候，兼八味理中丸煎服。

以上宜用救生丹通利。

议曰：清浊无混，邪正不干。上焦得之清凉，下部受之温暖，气滞则少升降，血虚则多流注。虽是乳子，呼吸一息，其脉有至，徐徐应指，不违其数者，亦同大人流行，但随小大受之短浅而已。若也留滞，其脉迟数，于病大过不及者有作，善主疗治，郁则分之，逆则顺之，停则利之，滞则降之。调理之法，先宜以顺其气。大抵婴孩气顺即易治，脉壮亦易理，证候稍传，郁逆停滞，当以先明，不待传入而后究竟。此方分气，预宜进益，与分水谷之分者不同为用，明者察之，不致迂曲。

大效神功救生丹

治小儿气虚喘息，四肢浮肿，腹肚胀急，冲满胁肋，乍热乍寒，或泻或秘，皆由久停虚积，荣卫不顺，宜用推去其恶毒之气，神功救生丹良方。

雄黄令研　朱砂各一分，令研　巴豆二十一粒，去壳　干姜二钱

上用水醋一盏，以巴姜就煮令干，去姜不用，将巴出油，和雄朱研匀，雪糕搜丸如麻子大，每一岁三丸，并用酒浸赤芍药，以少许送下。

议曰：夫幼幼受疾，其来发端，无过惊风、痰热、疳积、吐利而已。前贤众多述论证候，编著方药，究竟推详，各有确实奥见。其有无辜疳积，异作证候，著于篇集。或有罕见其症，未详其理者，尽世难测难知，如龟胸决肋、猢狲禁是也。又复有坏证恶候，自服诸家丸散，轻重相投，愈之不得全功，疾之加为他害，提脾风之类是也。悠悠既久，方法何宜？学医之士，遇此等病，未尝告辞而屈，若能比附触类调理，虽则未效，犹尚庶几，多是肆臆勉强而为，稍或得失，利害甚重。今议救生丹方载谭氏所疗无辜积证，效验至良，晚进后生，闻而知之，且惊且喜，盖渠未尝知用。若也参究，而又意到，即忝功以副全功，然后乃谓神乎微乎，其妙至理。医工于此等证候，须当至诚施设，活幼起孩，十举十全，百发百中矣。

议 胀

疳气胀、疳极胀、疳积胀、气积胀

议曰：小儿患疳证候，皆由虚所传。积乃为母，积既已作，虚气传受，逐成疳疾。其名数种，皆渐所致，不可更与通利，尤加重候，即宜和益，消疳调气。若尚有虚积，便①白后重，当兼塌气以去之，先与服神功保童丸，以至泄气为快，既泄，虚气即散放臭屁是也，不伤其气，功效至良，应患疳积便利无度，大有功效。

---

① 便：原作"先"，据日抄本改。

褐 丸 子

治小儿阴阳不和，脏腑怯弱，乳食不消，心腹胀满，呕逆气急，或肠鸣泄泻频并，腹中冷痛，食癖乳癖，痃气痞结，积聚肠胃，或秘或利，头面肿满，不思乳食。乃疗五种疳气，八种痢疾，饥肉消瘦，气粗腹大，神色昏聩，情意不乐。常服散冷热气，调和脏腑，去疳积，止泻痢，进乳食，生肌肉，悦颜色，功效非常，不能缕述，褐丸子良方。

萝卜子二两，微炒　陈皮　青皮去白。各一两　黑牵牛一两半，半生半炒，爆尤佳　京三棱炮，一两　蓬莪术炮，一两　胡椒半两　木香一分①

又一方加胡黄连半两，苦楝半两，萝卜子只使一两。

上为细末，面糊为丸麻子大，每服三五十丸，煎萝卜汤下。

议曰：证候不明，医之过也；丸散不良，士之缪也。去医裁药，审症察候，犹若权衡，以究标本，医药纯全之道。凡调理小儿杂病，须究疳积证候，乃五脏所传，以及变作他患，殊失源流，迷而不反，所以作疾。此方最善宽肠下气，散结去郁，其疳与积，已作未作，顺传逆传，并皆宜服。功盖常方，大浓肠胃，充实脏腑，按证所疗，无不克效。京辇之下作疳药货卖，名闻四方，活幼多数，今不隐藏，故述详悉，请敬用之。

痞气胀、癖气胀、癥积胀

议曰：痞癖之气，同根异名，作疾有块，皆在左胁，男女亦同。然痞者阳证，癖者阴证。小儿脾胃不和，阴阳二气交错，冷热相制，皆由积之所致，故先寒后热，一如其疟，汗出则息，

---

① 一分：日抄本作"二分"。

若先下却其积，则热往往不去，反增加重，而又作肿，虚满头面。凡儿有是疾，医者不可轻易投砒治之，其砒有大毒，冲冒三焦，作渴引饮，水停在脾，脾属四肢，亦作浮肿，重则致喘，烦躁虚闷，倦怠不安。砒之为药，岂可妄投？宜先与服梨浆饮加汤使如法，取令寒热退三五日了，却与三棱丸，磨化积毒，以利为度，去其根本，若未通更服。

三棱煎丸

治婴孩小儿，食伤生冷、黏腻、热毒等物。脾胃积滞，久不克化，令儿肚热脚冷，痞癖寒热，及疗癥瘕，中脘不和，膨胀上膈，气壅心腹，不得宣通，所以作疾。此药温良，但是诸积滞食不化，并宜与服三棱煎丸方。

京三棱 蓬莪术并炮。各半两 芫花一分 鳖甲去裙，米醋炙令焦，半两 淡豆豉二钱重 巴豆二十一粒，去壳 川当归半两 杏仁去皮尖，一分，令炒赤

上前六味一处，以米醋一碗，煮令干，仍就炒起，更细锉，焙为末，次入当归末，又入杏仁、巴、淡豆和匀，水煮面糊为丸麻子大，每服二十丸，生姜汤下，大小加减服之。

议曰：此方亦名消痞丸，又名化积丸，其药破气行血，和脾开胃，应痞癖癥瘕，诸积气滞，并皆疗之。噫！调理婴孩之法，预究脾胃之源，脾胃者，乃饮食之脏腑也。古云：人无根株，饮食为命。然饮食之物，有所宜则谷气消，血脉匀则肌肤壮，精神爽；有所不利，则肠胃虚，肢体瘦，面目黄，疾病作。是以药固脏腑，其胃气和，则谷食自然留之，其脾胃壮，即谷食自然磨之。若饮食迟化即气弱，饮食不化即气虚。小儿服此，初安脏腑，次益肌肤，三焦既顺，百脉俱调，效验至良，医痞第一。

锁肚胀急

议曰：此一证候，儿在胞胎中无恙，只由初生七日内，有患触受而成，急如水火，其作延久，渐见加重，以至肚上青筋，撮口不乳，其候甚速，得名胀急。其儿感触邪气，入腹冲心，不能自化，遂变风候，及至成风，不可再投药饵。虽然锁肚，撮口不乳，其色未变，精神未乱者，速便下药，以通为度，才通便安，功效至圣，无可疑者。儿已获安，吻乳如法，渐次气肚肉重，欢悦可爱，宜服真珠天麻丸。方见惊痫。

附：初生锁肚撮口施药法说

夫人才生下男女，忽有一症，男在三五七，女即二四六日，奇偶之有数，阴阳之显道者，遂感客忤，邪正相干，令儿肚紧青筋，禁口不乳。此由客情外来，致袭其邪，阴阳不顺，胃触其正初生男女，气脉未定，精神未全，不经邪气，所以古人禁客一腊，远其此祸，邪谓淫欲交适，杀气侵临应非礼不正之属，总皆邪属。上古医家，著述繁杂，难究至要，世俗虽有加艾，理无灸法血气方生，岂固经络，若以艾炷，即为虚设，既受此厄，越日移时，母泣父啼，痛心待毙，咸谓伤嗟，谁可与活。仆忝执幼科，传授四世，寅缘回禄①之难，萍游三纪，一日扣遇高明，深诘其妙，方药秘传，屡用获庆。呜呼！天地生万物，惟人尊贵，人能稽养于天地之间，且天地岂特害于人？自是事在遇不遇之如此，稍有感伤悔怨，执滞于人情者多矣。仆辄行小惠，普济初生，躬对神聪，选材修合，其或高下民户，生儿有被此难，无问轻重，不

---

① 回禄：即火神吴回、陆终。俗称火灾。

拘早晚，施与良饵，决定保全，顿然苏活，岂小补哉？

上膈胀、中脘胀、食伤膨胀

议曰：膈与脘上下相承，膨与胀轻重自别，脘受疾久则痞闷，膈作病停则郁结，是知膈隐胸堂，脘临脾胃。膈者，犹膈也，有如隔碍；脘者，犹管也，通即流利。二位皆由食伤宿冷，眠卧过时，停滞，气不顺于三焦，怯弱脉虚，传于五脏。所谓脾不磨，食不化，胃不开，食无益，所以膨胀。若于膨胀之时，不与消利，遂致虚满。又于虚满，不为疏补其气，即攻中脘；又于中脘不化，即冒上膈，既在上膈为疾，必作形症，传即为重，医莫容易取愈。食伤膨胀，宜服三棱煎丸；中脘痞胀，宜服王氏塌气丸；上膈郁胀，宜服大茱萸丸①。

大茱萸丸

治小儿饮食过度，膨胀胸膈，上下气不宣通，郁滞迷闷，情思少乐，大则作喘，强食不化，作渴烦躁，坐卧不任，肢体倦怠，腹胁疼痛，宜服大茱萸丸良方。

蓬莪　京三棱各一分，醋煮　干姜炮　青皮　陈皮并去白　木香　丁香各二钱　巴豆二十一粒，去壳，心膜出油　绿小细茱萸二钱

上为末，醋糊为丸麻子大，每服七丸至十丸，大者加服，生姜枣子汤下。

议曰：痞郁结注，所因脾胃饮食生冷黏腻，积气不化，滞在胸膈，乃总名。上曰三焦，下曰三脘，上下相贯，来去相侵，虚处所受，弱处所发，致疾乃因久不克化成害。或由常不宣通，癥瘕痞癖，积之所由至，疳痢吐泻，积之所因作。今用此方，

---

① 大茱萸丸：原作"大茱连丸"，据下文方名改。

大宽胸膈，平厚肠胃，正气温中，消疳磨积，能止吐泻，进美饮食，药有神功，尤宜察证。

蛔虫胀

议曰：此证候作，与脾气冷积、虚积大抵相似。然小儿腹肚紧胀，天明吐津沫，要羹肉吃方少安，乃蛔虫候。脾气多噎逆，饮食不下，虚中有积，腹中吊痛，冷积胀紧，膨满心腹，不任坐卧，两胁心膈上下攻刺疼痛，内虫痛胀。先与下虫丸杀虫，其虫困，次与水晶丸推下，余症各与调胃药服，却推下积，宜服小沉香煎丸。

小沉香煎丸

乳香　沉香各一钱　肉豆蔻一个，煨　杏仁一钱，炒　百草霜一分　木香　丁香各一钱　巴豆十四粒，出油如霜

上为末，煮酒封头蜡和为丸，如绿豆大，每服三五丸，淡生姜汤送下，应患肚痛不止，服之功效，常了以通为度。

议曰：此方乃感应丸加沉乳二药是也。疗小儿虚中积证，癥积、疳积、冷积、食积、脾气、乳积。肠胃久虚，脏腑中脘不和，痞气郁结，或泻或痢，或呕或哕，腹肚疼痛，儿体虚羸，不堪转动者，并与服之，其方比真珠丸等取积大不同耳。只恐服此未能通利，若也通利，诚为之幸，乃谓逐虚存实，和脾生胃之药，功无加诸。

下虫丸

治小儿多蛔虫，亦名食虫、苗虫，亦名疳虫、胃虫，亦名血虫，并宜服下虫丸方。

鹤虱炒，一钱　光粉炒，二钱　腻粉二大钱匕　使君子一百个，炒　槟榔一分，生　龙牙根二钱　贯众子卯酉日采取者方验，绿色者佳，二钱

龙胆根二钱　苦楝根皮酒煮，二钱

上为细末，水煮面为丸如麻子大，每服三五十丸，空心食前，甘草汤下，或以猪肉清汁羹与服尤妙。

议曰：小儿疳积、虫积，皆由肉食太早，脾胃本弱，受之不磨，癥伤不化，何况更加肥腻冷硬之物，肠胃虚怯。因积生虫，只有三种，蛔、苗、胃也。蛔多令儿喜食滋味肉脯之物，腹肚紧胀，心胸膨满；苗多令儿清瘦神困，肚胀青筋，疳气渐盛，肠鸣泻臭，食即呕秽；胃多令儿喜食酒肉，食不生肌，常作困顿，膜胀胁肋，烦躁迷闷，眠不安席，并宜服此，其虫自化，盛用利下，仍须调胃和气助之。

卷之十八

小儿伤寒

小儿伤寒证候，止议三种，乃为正要，有正受、夹惊、夹食。前述伤寒，并用脱甲散，其病既分三种，须当究论轻重，鼻塞，小便赤，咳嗽，关窍不通，壮热面红，头痛，体重，浑身手足俱热。

凡治小儿正受伤寒，及感寒邪伤风诸证，宜服人参羌活散。小便赤色，或心神不宁，病在表里之间，或再复发，宜与小柴胡汤一二服。

凡小儿夹惊伤寒，神困昏愦，头疼气粗，宜服王氏杜薄荷及消风散。

凡治小儿夹食伤寒，即先与微利，次与脱甲散或人参羌活散，下之紫霜丸为上，取微利为度。大抵小儿伤寒不可重表，亦不重下，亦不可并行表下之理，令儿虚乏困重，即成坏证难疗。

议曰：凡小儿伤寒，虽无多事，须是认证分明，应伤寒伤风只可表，惟有夹食，宜用下之。凡夹食伤寒，脚微冷，似有积证相类。但此等伤寒，自是不同，不可不问，知其端的，然后次第进药，仍叮咛病家，令避风湿，与忌生冷，勿令强力，无恣饱食，恐劳胃气，其病再复。且医家调理，即须审度有无疮疹盛时，及左右邻舍有无所患之者，若或有之，亦不妨事，但表解药与服，不可妄投凉药，余无恙矣。惟有坏证，盖由前人用药不当，拨乱阴阳，故致为坏；或因触受风邪，故致为坏；或因强力食毒，故致为坏；或用冷温伤经络，故致于为坏。坏则极难治，医学宜乎疚心而已。凡小儿伤寒候，惟有咳嗽一症，不为容易，若有此证，宜服人参枳实汤克效万一，勿可攻击，善医者察之为良。

大效人参枳实汤

治婴孩小儿伤寒后，气不和顺，喘急咳嗽，胸膈郁塞，日夜顿闷，神困力乏，不思饮食，仍疗虚痰烦满，头目昏晕，但是伤风感冷咳嗽，并宜服之。

枳实四个，米泔浸，去瓤切，麸炒　桑白皮　半夏汤洗七八次，切，仍以姜汁浸　甘草　白茯苓　款冬花　五味子　阿胶麸炒　细辛各半两，去叶　人参一两　麻黄去节　苦梗各半两。

上咬咀，每服一小撮，水小盏，生姜三片，枣半个，乌梅少许，同煎至半，去滓，通口服，二滓并煎。

议曰：小儿伤寒作热头痛等症，或已发散退热，或已化痰定喘，或已安神定志，或已开胃进食，儿孩平复，父母忘忧喜之，甚善。尚有一证，日夜咳嗽，多方不愈，良由元受邪气，入肺叶内，无能得出，不堪吐利，何由而安？凡儿患伤寒后，及感风咳嗽不愈者，宜服此方。汤使煎令如法，碗盛盏盖，将口就吸，徐徐服之，不过三五次廖痊。此方泻肺补气，宽膈化痰，滋润五脏，和益三焦，不惟咳嗽，调中更善。

小儿惊热风痰

议曰：此名四证，已述前篇，兼载八候续之，今复举惊热，或并风痰，未发阴阳二痫之前，医者即先与化痰御风，退热利惊。如此逐病推究，不惟繁杂，乃无法所治，是故艰于疗理。若已向病，于证何凭？凡此四证相随，不可攻其一也，利其惊则风纵，退其热则痰壅。久寻兹理，未究尽善，忽一日省悟，钱氏方宣风散正为此等儿孩病设，有痰即壅，有热即闭，有风即隘，有惊即闷，昏昏沉沉，轻药不能散，重剂恐伤害，但与服疏风散^{较之宣风，只欠一味}。一服之间，风痰惊热悉皆消去，神情庆悦，四体和安。观其此药，似有狼虎，用之即和顺，推痰利惊，散风解热，只与一服，不移其时，可见功效。尝见医工调治此等证候，多是疑惑，进退怯惧。若过其时，延其日，则候传变惊，自惊作风，自风生痰，自痰壅热，自热聚①，或急或慢，八候相从，反复传变，递互发越之时，不可得而进此药。然疏风所疗，四证相待，如贼方会，极力一冲，尽便散败，不致作害。及其聚而自散者，流入诸经，或络或经或脉，故作搐搦引掣等候矣。

大效疏风散

治婴孩小儿，惊热风痰四证，结聚于胸臆之间，令儿昏困沉重，关窍不通，诸脉气闭，所以默默欲食不食，欲起不起，倦伏不知。其证候者，但不经吐利，宜与服之，立见苏省，大效疏风散良方。

锦纹大黄^{紧实者，三钱重}　鸡心槟榔^{二钱重}　旧陈橘皮^{去白，二钱}　朴硝^{一钱}　黑牵牛^{一分半，熟}

上五味为末，每二岁儿服半钱匕，三岁一钱匕，先用生蜜调就，次煎薄荷汤点与服，不拘时候。

议曰：风痰在上即吐，在下即泻^{诸膈上下也}，一服之间，决定安乐，未可便投他药，恐相致误。常人只和用脑子、麝香、参、苓、术、附^{谓香附子}，无担负之药，似此四证，如何和顺调理。

---

① 自热聚：日抄本亦同，后疑脱“惊”。

疳疾证候方议

议曰：五疳八痢，本经所载详明，然究竟疳在五脏五病，故有五名，及其顺逆相传，变动脏腑，则病不循证候而作者，岂可以五疳为数，八痢为拘。疳者，始自于疳；痢者，起自于痢。疳以饮食不节，过伤脾胃；痢即脾胃虚弱，而受积毒。治疳之药，理脾胃，温中补气，消疳煞虫；治痢之药，理肠胃，去湿调中，滋血和气为上。

大效使君槟榔丸

治婴孩、小儿食肉太早，伤及脾胃，水谷不分，积滞不化，疾作疳气等候，宜服大效使君槟榔丸良方。

肉豆蔻两个，炮　槟榔一个，生　宣连　胡黄连　陈皮　青皮　川楝子肉炒　芜荑炒，去皮　神曲　麦芽并炒　木香　夜明砂炒，去土　芦荟　川芎各一钱重　麝一字

上为末，猪胆汁、薄荷为丸，如麻子大，每服三五十丸，温饭饮下。

议曰：积是疳之母，所以有积不治，乃成疳候。又有治积不下，其积存而脏虚，成疳尤重，大抵小儿患疳证，泄泻无时，不作风候者何？惟疳泻，名热泻，其脏腑转动有限，所以不成风候，虽泻不风，亦转它证，作渴，虚热烦躁，下痢，肿满喘急，皆疳候虚证。古云：疳虚用补虚，是知疳之为疾，不可更利动脏腑。发作之初，名曰疳气；腹大胀急，名曰疳虚；泻痢频并，名曰疳积；五心虚烦，名曰疳热；毛焦发穗，肚大青筋，好吃异物，名曰疳极受病传脏已极；热发往来，形体枯槁，面无神彩，肉无血色，名曰疳劳；手足细小，颈长骨露，尻臀无肉，肚胀脐突，名曰丁奚；食加呕哕，头骨分开，作渴引饮，虫从

口出，名曰哺露，此皆疳候。又因多食生冷，疳黏肥腻，积滞中脘不化，久亦成疳。治疳之法，量候轻重，理其脏腑，和其中脘，顺其三焦，使胃气温而纳食，益脾元以壮消化，则脏腑自然调贴，令气脉与血脉相参壮，筋力与骨力俱健，神清气爽，疳消虫化，渐次安愈。若以药攻之五脏，疏却肠胃，下去积毒，取出虫子，虽曰医疗，即非治法。盖小儿脏腑虚则生虫，虚则积滞，虚则疳羸，虚则胀满，何更利下？若更转动，肠胃致虚，由虚成疳，疳虚证候，乃作无辜，无辜之孩难救矣。

胡黄连丸

治婴孩小儿一切证候，及一切虚痢，他药无功，此药极效，胡黄连丸方。

胡黄连　芦荟　草黄连　肉豆蔻炮　桂　人参　朱砂　麝一字　使君子去壳　木香　钩藤　龙齿　白茯苓以上各一钱重

上件各生用，为细末。取豮①猪胆两枚，裂汁和末令匀，却入袋内盛之，以绳扎定，汤煮半日，取出，切破袋子，更入莨菪子二钱重微炒，黄丹一钱重，二味别研如粉，入前药和匀，捣五百杵为丸，如绿豆大。但是疳与痢，用粥饮下五七丸，子幼者三丸，不吃粥饮，乳头令吻。能治一十二种疳痢及无辜者，功效非常。

议曰：疳之疾危，发由于渐痢之后，逆传自于延延久为逆，初见其轻，言之曰常，后知其重，告之无门。是以疳痢皆由积毒，娇恣口腹，因虚以致虚，因害而伤害。医工见有此等，自是忧疑，病家欲得便苏，岂无性急，更音耕迁取活，展转愈深，

---

① 豮（fén 焚）：阉割。《韩非子·十过》："竖刁自豮以为治内，其身不爱，又安能爱君？"旧注："豮，亏势也。"

或疳极而腹下痢，或热盛而加作渴，或烦躁，四体虚浮，或饮食一时呕吐，常方不能安愈，快剂恐越伤和，惟宜服此。

肥肌丸

治小儿一切疳气，肌瘦体弱，神困力乏，常服杀虫消疳，开胃进食，肥肌丸方。

黄连一钱，去须　川楝子肉各半两，炒　川芎半两　陈皮　香附子各一分，酒煮，炒干　木香二钱

上为末，水煮细面糊为丸麻子大，每服三五十丸，温饭饮下。

议曰：惊疳积痢，各分证候用药，今有小儿患疳虚困，又作痢疾，二候相加，最为恶重。疳痢并行，脏腑虚乏之极，热毒差重，皆系积之久滞，虽曰系积，无积可疗，乃虚受之。然谓其虚，补之不及，所见其证不得良方，以何对治？虽获其方，不审其候，亦难疗也。良由脉与病同，药与证对，医工运巧，扶而起之，必得安乐，胡黄连丸无以加诸，肥肌良方亦佐胜。

兰香散

治小儿走马疳，牙齿溃烂，以至崩砂、出血、齿落者，兰香散方。

轻粉一钱重　兰香子一钱末　蜜陀僧半两，醋淬，为末

上研如粉，敷齿及龈上，立效。

议曰：婴孩受病，证候多疳，良由气郁三焦，疳分五脏，内有肾经常虚得疳，名之曰急，以马走为喻，治疗颇难。此等一证，初作口气，名曰臭息；次第齿黑，名曰崩砂；盛则龈烂，名曰溃槽；又盛血出，名曰宣露；重则齿自脱落，名曰腐根，其根既腐，何由理之？嗟吁！豪家有子，哺以甘肥，肾堂受之

虚热，或缘母在临月，恣味珍羞，令儿所招，即非偶然而作，今将秘方具述于后。

又方敷齿立效散

鸭嘴胆矾一钱重，匙上煅红，研　麝少许

上研匀，每以少许敷牙齿龈上。又一方用蟾酥一字，加麝和匀敷之。

议曰：血之流行者，荣也；气之循环者，卫也。变蒸足后，饮食之间，深恐有伤于荣卫而作众疾，其或气伤于毒，血伤于热，热毒攻之，虚脏所受，何脏为虚热？盖小儿肾之一脏常主虚，不可令受热毒，攻及肾脏，伤乎筋骨，惟齿受骨之余气，故先作疾，名曰走马，非徐徐而作，所宜服药甘露饮、地黄膏、化毒丹、消毒饮，其外症以前行立效散及麝酥膏敷之，切忌与食热毒之物。此疳不同常证，乃系无辜有作，医宜深究，保全为上，若用常方，难拟愈活。

独活饮子

治肾疳臭息候良方。

天麻　木香　独活　防风　麝香少许，细为末，研和入

上各一钱重，为末，每服一钱匕，小者半钱①，麦门冬熟水调下。

三 黄 散

治肾疳崩砂候良方。

牛黄　大黄　生地黄　木香　青黛

上等分为末，每服一钱匕，熟水调服。

---

① 小者半钱：原脱，据日抄本补。

人 参 散

治肾疳槽候良方。

肉豆蔻炮　胡黄连　人参　杏仁炒　甘草炙

上等分，为末，每服一钱匕，小者半钱，温熟水调服。

槟 榔 散

治肾疳宣露候良方。

木香　槟榔　人参　黄连　甘草炙

上等分，为末，每服一钱，小者半钱，熟水调服。

黄 芪 散

治肾疳腐根候良方。

黄芪蜜炙　牛黄　人参　天麻　蝎炒　杏仁炒　白茯苓　川当归　生地黄洗　熟干地黄洗

上等分，为末，每服小者半钱匕，煎天门冬熟水调服麦门冬亦得。

地骨皮散

治肾疳龈腭牙齿肉烂腐臭，鲜血常出方。

生干地黄半两　真地骨皮　细辛各一分　五倍子炒令焦，二钱重

上为细末，每用少许敷之，频与功效，吃不妨。

议曰：《本经》所载疳证有五，谓五脏所受，故得其名。今述肾疳，一脏有五证候者，最为要急，不可同常。此疾具陈有五种候，传迅疾可畏，乃知走马之号不诬。初发之时，儿孩口臭，上干胃口，气息臭郁，渐进损筋，断肉生疮，或肿或烂，其齿焦黑，又进从牙槽肉发作疮疱，破溃脓烂，又进热逼入脉，时时血出，其热注久，牙断腐坏，槽宽齿脱，六七岁孩，落尽不复更生，岂可治疗？今以妙方宜速与，随其传变而理，不待疾作而后药也。

痢疾证候方议

豆 蔻 散

治婴孩小儿，肠胃虚弱，糟粕不聚，泻痢不止，或赤或白，冷热不调，日夜频并，愈而又发，宜服滞肠豆蔻散良方。

肉豆蔻一个，煨　胡粉炒，二钱　龙骨生，一钱　白矾枯，一钱

上为末，每服一钱，温饭饮调服，不拘时；薄糊丸麻子大，五六十丸。

议曰：胡粉即真铅粉也，以铅法造，出韶州名韶粉，定州名定粉，总名光粉，其性滞，故用之以滞其肠，不令虚滑；豆蔻温脏之药，安和肠胃；龙骨、白矾涩肠止痢；所患肠虚滑下痢，日夜无度者，服之随时痊瘥，应荤腥之物，腌咸之属，悉与禁止，亦治秋间白痢至效。

生熟饮子

治婴孩小儿虚积痢，腹肚疗痛，下痢里急后重，日夜无度，宜服生熟饮子良方。

罂粟壳大者四个，一半炙，此一味去尽内瓣浮楞之者佳　陈皮二片，半炙　甘草二寸，半炙　乌梅二个，半煨　淮枣二个，半煨　生姜二块，指大，半煨　木香一钱，作两片，半炙　诃子二个大者，半煨　黑豆六十粒，半炒　黄芪二寸，半炙　白术二块，指大，半煨　川当归二寸，半煨

上件各半生半熟，㕮咀和匀，每服三钱，水小盏，入瓷瓶内煮去半，滤滓任意与服，至多勿虑，所有生黑豆，不要打破，只完①全同煎服效。

---

① 完：日抄本、类聚本皆作"圆"。

议曰：病有冷热，药有生熟，病有阴阳，药有造化，病有虚实，药有君臣，按君臣以理虚实，分生熟而均冷热，治疗主本之法也，平和肠胃之方也，顺益三焦之功也，安调五脏之至也。阴阳既分，冷热既散，肠胃既厚，三焦既益，五脏既顺，良由药有造化；且水谷自分，荣卫自正，糟粕自聚，饮食自纳，其泻与痢何患不愈？生熟饮子之功，乃尽天下之妙，不可忽。

神效鸡青丸

治婴孩、小儿一切痢疾，神效鸡青丸良方。

木香二钱　土黄连一分，去须　肉豆蔻一个大者，生

上三味，先碾为粗末，取鸡子青搜药作饼，于慢火上炙过，令黄色变红者，稍干擘破，碾罗为末，白面糊丸麻子大，每服三五十丸，温饭饮下。

议曰：木香、黄连，一阴一阳药，木香善导水，利气脉，黄连厚肠胃，二味君臣相佐，阴阳相顺，加之豆蔻温和脏腑，止泻痢，功效弥良。凡儿患泻与痢，不问证候轻重，并宜搀先与服，不问脏腑冷热，愈多愈效。然鸡青为物有毒，是以毒气引药致效，若去此一味，其功不作矣。

大效至圣千金饮子

治小儿脾积虚痢，便下五色，先由于吐，后作泄泻，脐腹疗痛，胁肋胀满，受湿虚鸣，脓血相杂，下如豆汁，亦如瘀血，日夜无度，食少肌羸，宜服大效至圣千金饮子良方。

绵黄芪蜜炙　甘草　陈皮　罂粟壳炙　木香　白芍药　地榆
川当归　枳壳制炒　黑豆炒　乌梅　淮枣　白术　诃子炮，去核秤
黄连

上等分，㕮咀，每服二钱，水小盏，煎至半，去滓，通口

与服。

议曰：脏腑虚中加燥，故患热痢；或尔虚寒，乃患冷痢；由暑气，胃之水谷不分；或受湿气，临之肠胃有作；或因食毒，伤触脾肺。或因宿冷停积脏腑，或因表里不解，或因冷热相承，或因饮食过多，或因饥馁不及，多餐腌咸，常啖鱼鲞，或是母怀胞胎，瓷其口腹，积之日久，气不宣通，遂令疾患有加，发作无度。毕竟肠胃虚损，日夜呻吟，痢下频并，宜服此方，效验若神。

大艾煎丸

治小儿虚痢，作渴不止，大艾煎丸良方。

大艾叶烧灰　干葛粉　胡粉炒　海螵蛸　龙齿

上件等分为末，炼蜜丸，鸡头子大，每服一粒至二粒，饭饮磨化。

议曰：下部既虚，无不作泻，泻之加虚，无不成痢，泻痢转虚，故有上盛，三焦不顺，所以作渴，渴若不住，则泻不止，痢不歇，又以止渴，其药性凉，泻痢尤重。此方两获全功，扶救痢疾，不致其虚，亦不致热。

白　饼　子

治小儿秋痢，号曰毒痢，纯下白，腹肚痛，白饼子良方。

北矾枯，白净　腻粉一钱重　白面半两　胡粉炒。各一分

上件和匀，水搜作饼，如钱大，每服半饼，大者一饼，饭饮磨化。

议曰：秋气金旺，则母虚矣；夏月火燥，则子困矣。夫人五脏六腑，乃循四时而行，故曰秋湿脾胃。若胃口有毒，禁闭不食，轻粉却毒，次用豆蔻面与吃，兼鸡青、生熟饮间服，开

胃醒脾乃愈。

术 蔻 面

治小儿禁口痢，一粒饭不吃，宜服术蔻面良方。

白术半两　肉豆蔻二枚　木香二钱重

上为末，白面二两入药，水搜作剂，切作条子，水煮令熟，用葱白、生姜、盐各少许，和汁滋味与之，看人多少，仍兼鸡青丸服。

香 脯

治小儿刮肠下痢，禁口不食，闭眼合口至重者，香脯妙方。

晶猪肉一两，薄批作一片　腻粉半钱重

上将肉于炭火上慢炙，旋铺腻粉令匀，炙令成脯，每以少许与吃，如未知吃，且放鼻头，自然要吃，此方治胃口有毒，至奇至妙。

疳热证候方议

议曰：小儿疳热，乃是五脏所受，积气相传。今议患疳，有患热者，由其候虚之盛。积者乃疳之母，所有积不治，远传成疳。又有治积不下，其积存而脏虚，其疳传而脉弱，脏腑传过，经络致受，由此作热，证候尤重，虽不发作风痰，毕竟危困沉重。经云：疳热证谓劳形作渴，虚烦，频呕不食。下项良方，适其轻重而与服之，仍择所当，勿可纵恣，误致乖危，便计利害。

人 参 散

治小儿疳热，虚烦作渴，不思饮食，四体沉重，服人参散良方。

人参　蓬莪术　川当归　龙胆草根　甘草炙　赤芍药　白茯苓　枳壳浸去瓤，切作小片，用麸炒赤色

上等分为末，每服半钱，煎麦门冬汤调服，无时候。

神妙宣气丸

治小儿疳热久蒸，肌肉消瘦，形容憔悴，神情不乐，饮食虽多，不生肌肉，宜服此方，大有功效，神妙宣气丸良方。

蓬莪术炮　赤芍药　川当归　大黄炮　鳖甲米醋炙，去裙，焦为度

上等分为细末，水煮面糊为丸，麻子大，一岁二十丸，熟水下，大小加减。

蚵皮丸

治小儿患无辜疳，三焦虚热，饮水不歇，下痢频并，日夜无度，烦躁干呕，食入即吐。如此恶证，服诸疳药分水谷，止烦渴，治下痢，进饮食，但无效者，宜用此方，治之随药取安，一服虚热去，两服烦渴止，三服泻痢住，不过三服，诸证悉应克效，万一神圣秘密蚵皮丸良方。

蟾蜍一枚，夏月取生活者，乃是沟渠中腹肚大不能跳，又不能鸣者，身上多痱磊①是也。

上取粪虫一杓，放桶中，更以屎灌四维，令干，即留得其虫，却将蟾蜍打杀，顿在虫上，任其虫咀食，两日间用新布作袋包裹，小麻绳系于急流中，推一宿，明日取上，漇干，瓦上焙为末，入麝和匀，汤浸蒸饼，丸麻子大，每小者二十丸，大者三十丸，温饭饮下，或用麦门冬子去心，煎汤空心食前，日进二服，功效如神，宜至诚修合。

---

① 痱磊：指皮肤红疹，发痒，凸出皮面。

卷之十九

泄泻证候方议

议小儿泄泻，伤积而作泻者，初以补药治，不止之时，须当下去其积，推积才下，其泻自止。下之宜与小沉香煎丸，理虚中积甚良，多与服之，或以小塌气丸，又不下，更与三棱煎服之，切不可以宣转药，恐成涤荡矣。积滞已下，与服调胃温脾药及既济丹，此乃理积泻。夏月暴泻，由其脏虚寒，肠滑利泄，速与契圣丹，如滑不禁，进滞肠散，次与契圣既济丹。若洞利，其泻不常，发作骇人，速与滞肠末子，次与术附汤，稍与迟缓，其候必更。疗泻之理，岂可相待，病家无知，医工当谨。

滞 肠 散

治婴孩、小儿肠胃虚寒，脏腑久冷，泄泻不止，滞肠散良方。

真铅粉半两，炒　白石脂二钱　白矾枯，二钱　白龙骨一钱

上为末，每服半钱匕，大者一钱，温饭饮调下，薄糊作小丸，多服效。

契圣既济丹

治小儿阴盛阳亏，脏腑虚寒，泄泻不止，契圣既济丹良方。

熟地黄一分　白矾　半夏末二钱，生姜汁浸半日，干秤

上为末，雪糕丸如麻子大，每服三五十丸，温饭饮下。

术 附 汤

治小儿脏腑虚寒，泄泻洞利，手足厥冷，术附汤。

附子半个，炮了者　白术一分　干姜二钱，炮　甘草一钱，炙

上咬咀，每服一钱，水小盏，煎至半，去滓与服，手足暖止之。须是洞泄，手足冰冷，方可与服。

小儿吐证方议

所述证候在前，今具良方于后，其证又有风拥吐，即类痰吐治之；又气吐，即类胃寒吐理之；惊吐即类热吐；积滞吐即类冷吐；气逆吐即类食吐，医工详审疗之。

八白饮

治婴孩小儿脾虚胃弱，膈有风痰，水谷入口，悉昏呕哕，体羸气乏，饮食不下，霍乱吐利，神情恍惚，心胸膨满，中脘不和，八白饮方。

沉香　藿香叶　人参　草果　白川干姜炮　半夏曲　白芍药　白槟榔　白豆蔻　白茯苓　白术　白扁豆炒　白芷

上件等分为末，泻后复吐，或吐后复泻，每服一钱，水小盏，生姜二小片，枣子半个，煎三五沸，通口不拘时候。

人参温中丸

治婴孩小儿，惊吐热吐，心神闷乱，中脘不和，渐加恐悸，恍惚无定，人参温中丸良方。

人参　白术　白茯苓　半夏汤洗七次　陈皮　肉豆蔻煨

上等分为细末，蒸淮枣肉为丸，麻子大，朱砂为衣，藿香生姜汤下三五十丸，不拘时候，多服勿虑。

调中正胃散

治婴孩小儿，中脘不和，胃气不正，胃冷伤热，吐逆烦闷，神困力乏，饮食不美，虚弱思睡，睡不安稳，调中正胃散良方。加木香名木香散。

藿香叶　白术　人参　白茯苓　甘草炙　陈皮去白　山药
白扁豆炒　半夏曲　川白姜

上等分为末，每服一钱，水小盏，生姜二小片，枣子半个，煎三二沸服。

煨附丸

治婴孩、小儿积滞吐，胸膛郁结，中脘痞闷，气不舒畅，闻秽呕逆即吐，宜服煨附丸及温中丸。煨附丸良方。

黑附子二钱，末　丁香五个

上以水搜附末，裹丁香，再用面剂包，于煻灰中煨熟，去面为末，生姜自然汁丸如麻子大，每服三十丸，煎姜枣汤下。

青金丹

治小儿阴阳二气不均，霍乱吐逆，青金丹良方。

水银一钱重　硫黄

上和研，令水银不见星，只作墨色，取生姜汁作糊丸麻子大，每服十丸至二十丸，用淡生姜汤下。

豆蔻散

治婴孩小儿虚吐，饮食之间便作呕逆，盖由脾寒，或癥无时，吐后晕闷，胸膛郁结，上下气逆，宜服豆蔻散及香朴丸、豆蔻散良方。

肉豆蔻一个，煨　木香　丁香　白术　白茯苓　甘草炙。各一钱重　藿香叶一钱

上为末，煎藿香枣子汤，调一钱半，服之必效，生姜汤亦得。

半丁丸

治婴孩小儿痰吐，风壅所致，或因感风，痰盛咳嗽，作热

烦闷，神不安稳，睡眠不宁，可进饮食，或欲饮食，食之即呕，盖由风痰在膈，饮食不下，先服半丁丸，次用正胃散，正气温中散，半丁丸良方。

半夏羊眼者，半两，汤洗七次，为末　丁香一钱重，碾碎

上将半夏末，水搜作剂包丁香，再以面剂裹煨令熟，去面为末，生姜自然汁丸麻子大，每服三二十丸，淡生姜汤下。

正气丸 亦名香朴丸

治婴孩、小儿食伤冷，逆不升降，呕吐不已，胸膈停留，积滞不化，宜服塌气丸，或一向只作干呕，哕声频作，宜服正气丸良方。

藿香叶　浓朴生姜制　陈皮　半夏曲炙　白术　白茯苓各一钱
甘草炙，二钱　干姜一钱　三棱炮，二钱

上为末，炼蜜为丸，如指大，每服一丸，生姜枣子汤化开与服。

盐豉丸

治幼幼呗乳不止，宜服此立效，兼小沉香煎丸，盐豉丸良方。

盐豉七粒，口内含去皮　腻粉一钱匕

上研丸如麻子大，每服三丸至五丸，藿香汤下，乳头吻亦得。

渴症方议

议小儿渴症，一见唇红如丹三五分者，即发三五分渴，若七八分红者，即七八分作渴，其有发渴唇红黑者，即久渴虚盛，疾加传极，证候危笃故也。凡小儿有疳渴，引饮不歇，心肺虚

热，唇焦舌裂；有泻渴者，肌体羸弱，神困力乏；有痢渴者，虚热积脏，眉皱肚痛；有伤寒候发渴者；有痞癖虚烦，引饮不歇，俱在三焦不顺，五脏蕴热，烦躁昏悸，神情不乐，今分证所受，主治用药。

治小儿三焦虚烦作渴，引饮不歇，宜服三黄丸如朴硝少许，重作小丸子，煎麦门冬饮下。

治小儿伤寒候发渴，唇口焦干强，燥盛者，竹叶石膏汤主之。

治小儿痞癖，作渴不止，大黄灰饼子主之。

治小儿热泻作渴，五苓散加干葛主之。烦热香薷饮如黄连治之。小便涩闭，水窦不通，煎车前汤主之，用车前末、甘草炙二味煎汤。

治小儿疳渴，蚵子麝香丸主之。

喘急证候方议

小儿有因①惊暴触心肺，气虚发喘，有伤寒肺气壅盛发喘，有感风咳嗽肺虚发喘，有因食咸醋伤肺气，发虚痰作喘，有食毒热物，冒触三焦，肝肺气逆作喘，与气急同出异名，别之轻重，疾究两端。喘即口开，隘于胸臆，气急即取息短满，心神迷闷，盛怒加之。喘促不待传变，宜速下宽中、补肺利膈、化痰固气即愈。惟有惊喘紧②急，心肺干乱，停积不散，金火相克，逆而不实，错乱血脉，击触脏腑，速疗乃瘳，缓即加重，重即传变，变即八候有作。

---

① 因：原作"困"，据文义及下文"有因食咸醋伤肺气"体例改。
② 紧：日抄本作"暴"。

八味理中丸

治小儿心肺不和，息数脉急，上下不升降，中膈痞满，郁隘胸臆，坐卧烦闷，神情不乐，饮食不下，八味理中丸方。

人参　甘草炙　白术　干姜　枳实制，炒　白茯苓　五味子去梗　桑白皮去赤皮

上等分为细末，炼蜜为丸小指大，每服一丸，淡豆豉五粒，水小小盏，煎至半去豉，通口服无时。

大效雄朱化痰定喘丸

治小儿因惊发喘，逆触心肺，暴急张口，虚烦神困，大效雄朱化痰定喘丸方。

雄黄　朱砂各一钱，研　蝉蜕　全蝎炒　地龙　白僵蚕　天南星　白附子炮。各一分　轻粉半钱重

上为末，面糊为丸麻子大，每服三十丸，薄荷茶清送下，食后服。

又方定喘饮子

天麻　防风　羌活　甘草炙　人参　苦梗　白术　川芎　半夏曲

上等分㕮咀，每服二钱匕，水一小盏，入麦门冬子十四粒同煎，去滓通口食后服。

雄　黄　丹

治小儿駒韽喘满，咳嗽心胸烦闷，伤热触毒，雄黄丹良方。

雄黄　朱砂各一钱，另研　杏仁十四粒，炒　巴豆七粒　豉淡者，二十一粒

杏、巴、豉三味，用米醋半盏，干姜一片指大煮令干，研成膏，皂角一寸，蜜炙焦，先去子与皮，法制牛胆一分，同雄

朱与杏膏研令细。

　　上和入杏膏面糊为丸麻子大，每服一岁儿五丸，壮者七丸，三岁十丸，淡生姜汤下。

卷之二十

疮疹证候方议

凡儿所患疮疹、水豆、麻子、蚊丁、火疱等，诸家之说，或有异同，大抵此证出乎五脏，肺曰水疱，肝曰脓疱，心曰血疱，脾曰黄疱，肾曰黑子。小儿不问长幼，所出黑子陷者，最为恶候。或因风吹，或由触毒，皮下隐隐，出而不透，名黑陷子，死者多矣。良由服药有误，冷冰其内，毒不发出，为害甚重。凡疮疹之候，症有多端，其欲发出之时，或有作热者，不作热者，有惊有瘛者，有狂躁者，有叫哭者，有烦躁者，有自汗者，有谵语者，有呵欠者，有遁闷者，有神昏者，有呕吐者，乃缘所发于五脏虚实之不同耳。或谓耳鼻脚梢中指冷，为之验者，屡究之，或中或否。今得至要妙诀，凡儿作热，有如伤寒候，疑惑之间，不敢直谓者，但看耳后有红脉赤缕，定是疮疹证候，更无可疑。若发惊，不可下惊药，有热不可退热，有汗不可止汗，或吐不可理吐，但顺其表、温其中自然而发出。或曰首尾不可下，或曰首尾皆可下，或众疑谓之非说，愚曰：二家所说皆善也。且儿气脉充实，宜微下之，恐作烦躁；若也气虚，直不可下，恐泻易脱。如欲利下，即用消毒饮子，七宝洗心散或四顺清凉饮一二服，以通为度，切不可用真珠丸及有巴粉之类，并宜禁之。如有热烦躁，与顺大连翘饮加紫草茸功效，但减黄芩。今人才见疮疹，已出未出，便与升麻葛根汤，其性颇寒，只宜少少与服，其或不当者，盖用太过，反坏其表。凡服葛根汤宜加白芍药、糯米、人参、紫草茸、川当归，功效甚良。

议癥瘕痞癖

癥_{音贞}，又音呈，伤食得之，痛刺胁肋，心胸烦闷，饮食不下，吐逆恶心，久不医治，渐成癥结，又曰食结。

瘕_{音瑕}，又音加，伤血得之，胸膈郁闷，痛引少腹，时或攻筑，上抢心胸，虽不阻食，肌肉不生，久而不治，渐成瘕结，又曰血结。

痞_{音甫}，又音匕，又音婢，伤气得之，心腹膨胀，肚大胁满，痛刺往来，注在左肋，面黄肌瘦，倦怠无力，久而不治，渐成痞块，又曰气块。

癖_{音僻}，伤积得之，其症如肠澼之疾，便利无度，滑不成粪，似痢非痢，似虫非虫，腹肚干痛，上筑心胸，满闷久而不治，顽结不散，复结成块，有类痞状。

以上四证，皆作寒热，有如疟候一般，悉由伤及五脏，惟痞癖左胁肋块，其气结聚，男女皆在左胁，四证大同小异。凡治寒热，先以梨浆饮进一二服，退其寒热，其寒热已消去，三五日后，方可与服磨痞丸，即日日频频与服。癥瘕之疾，只与三棱丸下去积毒，以通为度。

人参萝卜饮

治小儿痞癖，因食砒药丸子，作渴烦躁，头面浮肿，腹肚紧胀，喘促，坐卧不得，肌体羸瘦困乏，寒热尚在，宜服人参萝卜饮方。

白术　苦梗　甘草_炙　人参　麦门冬子_{去心}

上等分为末，每服一大钱匕，取生萝卜汁半盏，煎至半，候冷与服。

豆蔻草果饮子

治小儿痞气未解，重复取利，致之虚乏，腹肚疗痛，不思饮食，面目虚浮，强食呕吐，宜服此方，豆蔻草果饮子良方。

肉豆蔻一个，煨　草果　槟榔各一个　绵黄芪捶，蜜炙　白茯苓　白芍药　白术　甘草　陈皮各二钱　半夏曲半钱

上㕮咀，每服二钱匕，生姜三小片，乌梅半个，枣子一个，用藤纸包裹，蘸湿煨令香熟，去纸，用水小小盏，煎至半，去滓，通口空心食前，两滓并煎，兼与小沉香煎丸，服之功效。

眼患证候方议

凡小儿患眼，皆由热毒得之，方药甚众。惟有斑疮眼患，此疾最为恶候，若有是疾，皆由儿病不谨口腹，或斑疮方愈，便与食毒散热，热毒入肝肾之间，便作肿痛，羞明怕日，眵泪难开。毒者，谓其炙煿、腌咸、油面、白卵、黄牛、母猪、米醋、鲑鲞、鲊酱、鸡、羊、鹅、鸭、虾、蟹、鱼、鳖、腥膻、鳝鳗、飞禽、包气之属，悉为斯咎，及至热退痛止，睛中白翳已生，或一只两睛，随其轻重得之，宜速与疗。

透 关 散

治小儿斑疮初作，眼患痛涩，羞明怕日，出泪频多，或已觉渐成白翳子，宜用神效透关散良方。

荜澄茄不拘多少

上为细末，每以少许吹入鼻中，于食后频数吹之，诸证皆可用之。

大效点明膏

治斑疮眼患，只在百日内，治之容易，久即气定，难以疗

理，大效点明膏良方。

覆盆根处处有，生路傍，柱高五七尺者

上掘土中根，净洗，捣取粉，澄滤令细，日干，每用蜜和，以少许点白丁上，令其自消自散，日二三次点用。

至妙立消膏

治小儿眼患，初作粟翳①，或来或去，渐发差大，侵睛减明，至妙立消膏良方。

雪白食盐生研少许，须以净器

上以大灯心点盐，轻手指定浮翳就龊②，凡三五次点见效，令子勿惊恐，不疼痛，亦不碍人，多投之勿虑，屡用克效。

生干地黄汤

治小儿疳蚀眼患，闭合不开，羞明怕日，及至开眼，有如内障，朦朦失所，宜服生干地黄汤方。

生干地黄　熟干地黄各一两，并洗　麦门冬子去心，半两　川当归一分　枳壳米泔浸一宿，麸炒，秤，一分　杏仁汤泡，去皮尖麸炒令赤　防风　甘草炙　赤芍药各一分

上咬咀，每服一大钱，水小小盏，以黑豆七粒煎至黑豆熟，去滓通口服。

小防风汤

治小儿热毒眼患，小防风汤方。

大黄蒸　山栀子　甘草炙　赤芍药　川当归洗　防风　羌活

---

① 粟翳：疑脱文，日抄本"粟翳"后尚有"浮翳"二字，下文亦有"轻手指定浮翳就龊"可证。
② 龊（chuò 绰）：整治。宋·岳飞《奏目疾乞解军务劄子》："犹恐迟缓，已整龊在寨军马。"

上等分咬咀，每服二大钱，水小小盏，煎至半，去滓通口服，食后。

小流气饮

治小儿风毒眼患，小流气饮方。

蝉蜕去大脚　甘草炙　羌活　天麻　川当归　赤芍药　防风
大黄　脑薄荷　杏仁

上件等分咬咀，每服大钱，水小小盏，煎至半，去滓，通口食后服。

小菊花膏

治小儿积毒眼患，小菊花膏良方。

黄连　黄芩　大黄　菊花　羌活　苍术米泔浸　荆芥穗
防风

上等分为末，炼蜜为膏，尾指大，每服一饼，细嚼，白汤下。

总议小儿眼患

议曰：除疳蚀、斑疮二证外，皆由五脏所积热毒而作。又有胎内受气，乘母所食热毒，稍长因毒相触，忽作障瞖，不由肿赤，热毒积成其候者，此等决定难医，若加寒凉之药，坏害尤甚。若赤肿、眵泪、疼痛、瞖膜，谨谨与忌其热毒之物，清心凉肝，顺气行血，解热散毒，认证泻脏，常宜用四顺清凉饮，随风热毒所发轻重，加药与服，万一克效，不必执滞方药，指证攻疗。盖小儿无患气眼，所患即与大人不同，至重者谓赤肿等俱作，宜与利下，即便解散。若有瘀血，眼胞内外，四维肿盛，即从鼻中取出败血立愈。既无气眼，不作攀睛，虽有赤脉贯睛，亦是热毒所致，即不可钩镰针割。凡当利下，并以大黄药、洗心散之属乃佳。

治诸病杂方

石 韦 散

治小儿热淋、沙淋、石淋，石韦散方。

石韦_{去尾} 海金沙 木通 滑石

上为末，水小盏，煎至半，通口服。

桃 红 丸

治小儿齁齃咳嗽，痰涎壅盛，或作喘急，桃红丸良方。

天南星上分，炮 白附子炮 川乌炮。各一分 石膏二钱，煅 地龙一钱 白矾枯，一钱

上为末，自然姜汁搜丸麻子大，朱砂为衣，令半红半白，每服三五十丸，淡生姜汤下。

犀角地黄膏

天门冬 麦门冬各去心 白茯苓 茯神 生地黄各洗秤 前胡 柴胡 人参 玄参 甘草炙 川芎 天麻 防风 羌活

上等分为末，煅金墨一挺，留性，炼蜜丸如麻子大，金箔为衣，每服一粒，薄荷汤化服。

丹毒至效散

治小儿一切丹毒及龙带发作，至效散方_{先服消毒饮，次用敷之。}

黄丹一钱重 朴硝一钱重 赤小豆两头齐者，为末，半合

上研令匀，井水调以鸡毛刷，立效。

犀 灰 散

治小儿心经虚热，小便涩痛，筒管内疼不可忍者，犀灰散

良方。

蚕蜕纸不拘多少

上烧留性为末，入麝，每服半钱匕，灯心汤调。

磁　石　散

治小儿汤火伤，磁石散方。

景德镇瓷器不拘多少

上打碎埋灶内，炭火铺上，经一宿取出，放地上出火毒，碾为末，入黄丹水调，敷汤火伤处。

茅　根　汤

治小儿伤寒后有一症，忽然鼻中出血，五七岁以上至大人亦有此作，名红汗，谓不曾解表，其汗出血，故从鼻出者，自解，茅根汤方。

生地黄汁　生蜜　酒各一小盏　茅根一握，捣煎汁如稠糖

上共煎取一盏，相和，温服小小半盏，立效。

故　纸　膏

治小儿心肺蕴热，及心血妄行，鼻衄出血不止良方。

上将故藤纸被一片作捻子，包麝烧熏入鼻，或吹入鼻中，又令患人吸呷尤佳，故藤纸被至旧亦得，或烧纳小瓶中留性，每服二钱，入麝酒调服极妙。

木舌金丝膏

治小儿心脾受热，唇口生疮，仍治慕口唇舌白、鹅口舌白、重舌舌下硬、木舌舌肿硬，以上皆系心脾热，并宜用下项药敷脚心，次服连翘饮子，仍与金丝膏刷口内舌上，功效。

吴　茱　萸

不拘多少

上为末，用酽米醋，调涂脚心，更以纸贴糊粘敷之，立效。

又有重腭一症，于上腭上另生一肉，如指大小，赤肿，妨食及吻乳，斯由热极而作，速宜下之，不尔，热毒流咽喉，加其肿塞闷绝而脱，宜服疏风散下之。方在前。

生 肌 散

治小儿脚肿生疮，及诸疮口不合者，生肌散方。

真地骨皮 五倍子 甘草各生 黄柏炙 黄连炒

上为细末，干掺疮上，以粗末用沸汤泡蘸洗干处，津液调敷。

大效金丝膏

治小儿口疮方。

黄丹一钱 生蜜一两

上相和，深瓯盛，甑内蒸令黑为度，每用少许，鸡毛蘸刷口内。

天南星丸

治小儿痰多，哮呷喘急，咳嗽，天南星丸方。

天南星炮 半夏汤洗七次 白矾枯。各一钱 雄黄细研，一钱

上为末，煎熬皂角膏为丸，入少许面作糊丸，如麻子大，每服二三十丸，淡生姜汤送下。

通 关 散

治乳幼被母鼻息吹着儿囟，令儿鼻塞不能食，乳通关散良方。

香附子炒，三分 川芎七分 荆芥四分 白僵蚕炒，三分 细辛茎二分 猪牙皂角一分

上为末，取生葱白，去须捣调药，涂囟门上。

秘传头秃疮方

吴茱萸盐腌者佳，如无，以口盐浸一二宿

上为末，酽密醋调，刷敷头上。大人眉蛆疮，用之立效。

茱 连 丸

治小儿夏月暴泻注下，茱连丸方。

土黄连去须　吴茱萸各一两　陈皮半两，去白

上为末，水煮面糊为丸，如麻子大，每服二十丸饮下。

摩 风 膏

治小儿遍身疥瘙痒，摩风膏方。

苦参　历青①　芜荑炒　黄蜡各一钱　巴豆三粒，去壳　轻粉五分　真麻油半两　蝎二粒

上同油煎至巴焦，滤去所煎物，入轻粉和匀，敷疥功效。

姜 黄 散

治小儿血淋方。

姜黄为末

上每服半钱，用红酒调下，连二三服，以通为度。

小牛黄丸

治小儿膈热，痰涎稠盛，心神不宁，睡不安稳，烦躁怔忪，四体作热，宜与服之，但觉惊风痰热，常服功效。

干葛截炒，取末，一两　甘草炙，一钱　黄芩去心与浮皮，一分　防风半两　麝半字　山栀子半两，去皮，取末

上为细末，入麝和匀，如皂子大，炼蜜为丸，常服薄荷汤

---

① 历青：诸本同，即沥青。

化下。

四 圣 汤

治二十一证。

白术　人参　白茯苓　甘草炙

治久吐胃寒，加石连子、木香、黄芪，名生胃散。

治呕逆哕，哕不止，加白扁豆、薏苡仁并炒、藿香，名银白散。

治胸膈烦闷，冷热不调，痰涎咳嗽，不美饮食，日夜壮热，加知母、乌梅、干姜，名宽中散。

治腹肚疼痛，加陈皮、青皮、枣子、生姜，名温中散。

治夜啼烦躁，腹肚冷痛，加沉香、朱砂，名镇心祛邪散。

治表里虚弱，时气作热，欲传疹候，加细辛、栝蒌，名惺惺散。

治脾寒胃热，阴阳不顺，温壮①常作，加滑石、地骨皮，名六神散。

治霍乱吐利，神不安稳，加藿香、丁香，名藿香散。

治脾胃虚弱，饮食不进，加制厚朴、陈皮等分，名平胃散。

治吐食，不纳谷气，加丁香、半夏曲，名益神散。

治脾胃久虚，不纳食频吐，或泻不止，加肉豆蔻、青皮、天台乌药，名理中散。

治热泻，水谷不分，加瞿麦、车前子，名导赤散。

治虚热寒躁，安神定志，加犀角、川芎，名安神散。

治心气不足，神情恍惚，加石菖蒲、石莲肉、石膏，名补心散。

---

① 温壮：底本、抄本皆同。温热壮热之意。

治体热夜啼烦躁，加白附子、全蝎、腻粉，名清神散。

治脾虚肌瘦，神困，面无颜色，食不克化，肠胃久寒，吐逆无时，加黑附子、枳壳、吴茱萸、麦芽、细辛，名温脾散。

治霍乱吐逆，或肠鸣自利，腹肚疼痛，加川白姜，名人参散。

治伤寒身热头痛，烦渴，加麻黄、干葛、天麻、朱砂，名解肌散。

治心神不宁、惊悸、颊赤、瘛疭，加朱砂、羌活、防风、天麻，名镇心散。

治脾胃虚弱，腹肚泄利，调中进食，加诃子、陈皮，名益黄散。

治虚积痢，腹肚痛，里急频并，加陈皮、罂粟壳，名调中散。

以上二十一症，所加药味，并有详载，集著其善，以显其功，乐哉！契圣达理，岂可遁诸。

跋

　　《活幼口议》二十卷，元曾世荣①撰，见于焦竑《国史·经籍志》。余家旧藏钞本仅八卷，文理讹舛，殆不可句。弟藏庭尝从朝鲜国《医方类聚》中录出成编。余谓是书所载，自其诊视理疗之法，以至于平素鞠养、保摄、乳哺、嬉戏，谆谆乎议之甚详，使怀抱中物免为朝菌夏虫②，其幼幼之心可谓笃矣。世荣又著有《活幼心书》，杨仲叔序称衡邑遭灾，连薨③巨栋，数千室俱煨烬，其书板有好事者纳诸池中而得无恙，以为天心之使然，良有以也。乃若是书，亦当神物拥护者，不宜付于阙如之叹矣。后阅十余年，今秋七月，叔父茜园启持竹洞后人，人见友雪所藏足本而被借，惊喜之余，速录一通以传家，于是乎感世荣慈念之所存，果不至湮灭，而喜余前言之足以征矣，记其颠末如上。

　　　　文政庚辰孟冬二十有二日京都丹波元胤识于柳沜精庐

---

　　① 曾世荣：日抄本作"曾荣世"，据丹波元胤《中国医籍考》改。
　　② 朝菌夏虫：意为菌类朝生暮死，夏虫活不到冬天。比喻极短的生命。语出《庄子·秋水》："夏虫不可以语于冰。"又《庄子·逍遥游》："朝菌不知晦朔。"
　　③ 薨（hōng 轰）：古代称诸侯之死。此处引申为毁坏。《尔雅》"薨，死也"。

校注后记

一、作者及成书年代考

《活幼口议》为元代一部颇具影响力的儿科专著。后世许多医籍如《永类钤方》《医方类聚》《普济方》《古今医统大全》《幼科政治准绳》《幼科释迷》等医籍都收录或引用了该书内容。

《活幼口议》一度被误认为是元代曾世荣所著。经查阅目录文献，其始作俑者是近代日本学者丹波元胤，他在日抄本《活幼口议》后跋及《中国医籍考》中称该书为"元曾世荣撰"，此后诸多学者大都遵从这一观点，但近年来陆续有学者撰文质疑其论。

通过查阅明清时期相关文献，我们发现除晚清年间丹波元胤在《中国医籍考》中记载《活幼心书》《活幼口议》均为元代曾世荣所撰外，其他医籍如明代《永乐大典》《医藏书目》，清代《幼科释迷》等则记录曾世荣撰《活幼心书》，演山省翁著《活幼口议》。

据丹波氏在日抄本后跋中所述，"活幼口议二十卷，元曾世荣撰，见于焦竑《国史·经籍志》"，然而《国史·经籍志》却只记载了《活幼口议》20卷（省翁），《活幼心书》（曾世荣）。丹波元胤所论依据有误，将演山省翁与曾世荣混为一人。考察与《中国医籍考》同一时期另一部目录学著作《经籍访古志》，该书收录了《活幼心书》3卷，《新刊演山省翁活幼口议》20卷，前者注明了作者为曾世荣，而后者并没有注明作者，我们只是从书名中得知作者为演山省翁，那么曾世荣是否有"演山省翁"之别号？这需要通过曾世荣籍贯所在地方志进一步印证。

明代嘉靖十五年（1536）《衡州府志·卷之六·人物》中记载："曾世荣，元时人，号育溪，儒而业医，精方脉，著《活幼心书》，板行于世。"另外《元代医事年表》也清楚记载"至元三十一年（1294）秋，曾世荣取先师刘思道遗书删繁补缺。撰成《活幼心书》三卷"的史实，并没有记录其著有《活幼口议》。史书及地方志中未确切记载曾氏别号省翁，并著《活幼口议》之事。

其次，在从医经历方面，曾世荣与演山省翁亦有明显差异。曾氏幼从同乡李月山先生习儒，后因场屋之事废，转而攻医，师从同里世医刘世甫（思道），得其心传，又继承了其师五世祖刘茂先及宋徽宗时"活幼宗师"戴克臣两者之儿科精华，在元代颇有声誉，是"不为良相，则为良医"的典范之一。行医以儒家之"仁"为本，有明显的儒门弟子的烙印，正如他在《活幼心书》卷首写道："涉历风波老此身，业医惟务体诸仁，幼吾幼及人之幼，一念融为四海春。"书中还列有"戒毁同道""为医先去贪嗔""为医要量大见高"等篇，对医生之医德操守作出具体要求，颇有仁医之风。而演山省翁则在《活幼口议》中自述生平"仆忝执幼科，传授四世，寅缘回禄之难，萍游三纪，一日扣遇高明，深诘其妙，方药秘传，屡用获庆"（附初生锁肚撮口施药法说）。可见演山省翁出自儿科世医之家，已传四代，又在游学途中，经高明医生指点医理，授秘传方药。其著作中议论、方药多处引录道家医药知识，如"议明道"篇言"医道通仙道"，"议身体热"篇以道家禁咒法治小儿发热，并收载了大量道家所留妙方，如蚵皮丸、七宝妙砂丹等，说明其受道家医药思想影响颇深。曾世荣与演山省翁无论在从医经历上，或者在学术思想方面都有明显的差异。

由上可证，演山省翁并非元代曾世荣，《活幼口议》也并非曾世荣之著作。将演山省翁冠为曾世荣之别号，从而推断《活幼口议》作者为曾世荣，乃是丹波元胤之误。后世学者重蹈覆辙，并为曾氏冠上"演山省翁"之别号。

有关演山省翁姓名、里籍、生平等，无详细资料可考，我们只能从零星记载中去推断。关于作者的姓氏，在清代《幼科释迷》中引用该书论述时，常冠以"史演山曰"，作者可能姓史，但没有其他依据可证。演山或为地名，在"议明至理序"中作者自言"世居江南"，查索相关地理资料，在福建南平地区有山名"演山"，该地区北宋时曾出过一个著名的状元，名黄裳，人称"演山先生"，但其并无从医之经历。

关于成书年代，当略晚于《幼幼新书》。《幼幼新书》是南宋时期的一部儿科巨著，其首刊于宋·绍兴二十年（1150），在《活幼口议·议幼幼新书》中，提及"近世湖南潭州周宅，广收其文，专入编集，目曰《幼幼新书》"，根据"近世"一词的判断，《活幼口议》的成书年代比《幼幼新书》略晚。明·陈履端在《重刻幼幼新书·凡例》中引用前人引文参考时提出演山省翁为宋朝人。但在本书中卷二"议张氏方"，称"宋朝徽宗太子寿王"，如作者生活在该时期，称本朝为宋朝的做法当属罕见，但亦不能排除。因此，该书应该成书于宋代晚期到元代早期期间。演山省翁应早于曾世荣，或与曾氏为同时期不同地区医家。

综上所议，我们可以得知《活幼口议》作者演山省翁，约为南宋晚期到元代早期生活在江南一代之幼科世医，曾游学并获名医指点，熟悉历代儿科名著验方，临床经验丰富，该书为其毕生经验之总结。该书成书时间应为南宋晚期至元代早期，不晚于《活幼心书》刊行时间（1294）。

二、版本源流情况及底本确定

该书有较高的临床指导价值，但问世后并未能广泛流传。现存主要有两种传本：一是明嘉靖二十四年（1545）叶氏作德堂本，为目前已知的最早刊本；一是日本文政庚辰年（1820）皮纸抄本，均藏于中国中医科学院图书馆。两种刊本相较，明嘉靖本虽为早期刊本，惜缺卷一及卷二部分内容，所幸缺文有范行准先生抄补可见，故尚称完整。日本抄本与明本相较，有数处大段文字脱漏，计为卷三"议明道"一节、卷七自"心部所主"至卷末、卷十三自"益神定志丸"至卷末三段，且抄本全文俗字、异体字、别字较多，阅读难度较大。

中华医学会上海分会图书馆抄本，共4册20卷，序言与明刻本相同，与明刻本为同一版本源流。正文每页12行，正楷抄写，字体工整，内容较完整，卷一首页有"戟眉之藏"之藏书章，"戟眉"为藏书家的号，明代楼英《医学纲目》上有"戟眉鉴赏"之印，可证。该抄本部分内容存在脱文，如卷十一计有"小儿泄泻""小儿痢疾""小儿疳积""小儿咳嗽"等节脱文。

浙江中医药研究院所藏手抄残本，卷数不全，有明都察院右都御史兼大理寺卿东浙王来、都察院右都御史合阳李实两人作序，李实序中提到"今奉巡抚湖湘，始得是书"，据《明史·列传第五十九》记载，李实"景泰初，为礼科给事中……是年十月进右都御史，巡抚湖广，五年召还"，序言时间为"景泰四年"，则该抄本应作于1453年，而版本源流则应早于1449

年，比明嘉靖本早，惜此本残损程度较大，且卷数残缺。

针对本书流传及版本获取情况，选择以明嘉靖二十四年叶氏作德堂本为底本，以中华医学会上海分会图书馆所藏抄本、1985年中医古籍出版社"中医珍本丛书"中影印日本皮纸抄本为主校本；以1979年人民卫生出版社出版的《医方类聚》排印本为参校本。

三、学术思想与成就

1. 宣传优生优育，指导产前调摄

《活幼口议》中重视宣传优生优育思想，此书不仅为儿科医师而作，其丰富的产前调摄知识，亦可作为妇女胎产前之指南。如《议原本》篇指出："夫人立室安家，求嗣必纯，纳妇种子，在贤且德，然而妇乃贤淑，夫又质良，生男不肖者有之，非夫妇之失情，人伦失序，事有不备者，良由公始不能善胚胎之气。娌娌不与矜顾护爱之理，气胎涵养，宜在冲和。冲和者，同其天地之宽量，应乎四时之运行，妊娠之间，怀育之次，但常令孕妇乐以忘忧，不作怖畏，亦无恐惧，饮食有常，起居自若，此乃以顺其中而全其神，以和其气而益其脉，是与调而助之，扶而补之，何患胎气不安，生子不伟。"作者认识到夫妻必须身心健康，恩爱和睦，房事和谐快乐，且要顺应自然规律，与四时气候相适应，这是优生优育的先决条件。对孕妇要多加关爱，要做到饮食起居有规律，不可多饮多食，不可过劳，要节制性生活。视听言行有所讲究，保持乐观稳定的情绪，不可忧愁烦恼和恐惧，这样才能保证所生子女聪明健康。

2. 精研脉诊望诊，主张色脉合参

《活幼口议》在脉诊与面部望诊方面有独到的运用经验并附有示意图，并提出"三部五脉"说，提倡色脉合参。三部五脉即"凡言三部者，非寸关尺，系小儿三部，面看气色为一部，虎口纹脉二部，寸口一指脉三部。五脉者，上按额前，下诊太冲，并前三部，谓之五脉"。

脉诊临床运用方面，有"指下脉诀歌""三脉五脉宜说"，认为小儿初生至半晬之间，有病即于额前眉上发际下，以名中食三指，轻手满曲按诊；半晬以上，方可看虎口三关指纹脉；二三岁时，看虎口兼一指脉；四岁脉不在指端，一指高骨按虚实；五六岁以上方能以寸口三部脉诊法诊察。中医临证时强调四诊的结合，但小儿的生理病理特点又决定了儿科望诊的重要性。演山省翁指出"五脏之气皆形于面部""凡理婴孩先看面部，定气察色最为要也，良由内有疾而形于外，是以本位与地位一体"。同时在望诊中，认为要"精观形气""细察盈亏"，并指出"观形气"主要观察小儿面部气色和精神状态两个方面。其把脉诊与望诊主要经验编成歌诀：小儿有病脉不多，先定浮沉迟数数，沉迟为阴浮数阳，更看面部属何方，青色惊风白虚泻，赤生痰热黑难当，黄是脾家疳积作，医人审度疗何方（指下脉诀歌）。

3. 强调产后鞠育，始终顾护脾胃

书中强调产后之鞠育，并以顾护小儿脾胃为重点，在"撮要""议伤怜""议食忌"等篇中有专门论述。如"撮要"中指出"小儿毋容入神庙中，恐神情闪烁，必生怖畏""儿孩不宜食肉太早伤及脾胃，免致虫积疳积"。在"议食忌"一篇中，指出小儿饮食以清淡为主，随其所宜，"人之所生，随土地之所宜，饮食亦随其所有""食味淡薄，脏腑清气，乃是爱其子，惜其儿……若也恣与饱饫，重与滋味，乃是惜而不爱，怜之有伤，……疾作无辜"。凡例中指出，"幼儿药忌脑麝、腻粉、水银……尤忌砒毒，皆不可轻用"，亦是顾护脾胃思想之体现。

4. 证候辨议精详，方药搜罗广备

书中对于儿科病证之辨议精详，方药搜罗广备，反映出作者丰富的临床经验。卷八述病证疑难一十八篇，卷九议胎中受病诸证十五篇，卷十至卷二十论各种儿科病证的辨治，计有惊风、发热、吐泻、疳积、肿胀、杂病、伤寒、疮疹等，议论精详，审证得当，用药有独到之处。书中所列儿科诸病用方有105首，其方有来自前哲名方，有其家传之方，但皆通过演山省翁之临床验证，有独到之心得。大多数方下附有方议，介绍其临床运用之经验。如治小儿伤寒方"大效人参枳实汤"，其方议曰："凡儿患伤寒后，及感风咳嗽不愈者，宜服此方……此方泻肺补气，宽膈化痰，滋润五脏，和益三焦，不惟咳嗽，调中更善。"

5. 重视辨证论治，运其通知其变

《活幼口议》非常注重辨证论治，强调在诊治疾病的过程中要会"通变"，"议通变"篇云："仆辄著此书……其意乃欲使学人通变而已。通者，正理广博，触受咸知；变者，实明根源，开发胸臆。"并进一步指出："四时有正邪之令，吐利惊疳，五脏传久暴之疾，所谓可以进则进，可以止则止，犹甚堪行即行，不堪行即转，是谓通变之道。"

通则强调医家要以广博的知识为基础，尤其要熟悉古代医家之著述，惟有能运其通而知其变，才称得上是上工。如"议专业"篇云："凡为医工，须知表里，复审盈亏……世传小方脉书八十余家，究竟证候，良方妙剂不过五十，然其传变形容诸证，该千述万，各显其长……广博言章，欲使学者通变而已。""用心操执，常运其通而知其变，生死预决，危困不戕，斯乃上工之谓。"

6. 立足临床实际，破除迷信谬论

在《活幼口议》中阐述"鬼胎"病因时提到："妇人产育有患鬼胎者，庸鄙谓妇人纳鬼之气而受之，实非也。鬼胎者，乃父精不足，母气衰羸，滋育涵沫之不及，护爱安存之失调……所言鬼者，即胎气怯弱，荣卫不充，致子萎削，语犹如果子结实之时，有所荫藉不到灌溉，为物扁小，其形猥衰，无有可爱，如此之谓。"演山省翁不仅从生理病理上阐明了"鬼胎"乃是因父母精血不足，使胎儿受气不全，禀赋不足，引起的先天疾患，破除了迷信谬论，又从临床实际出发，指出了后天调治原则："胎气阴萎，常与丸散扶挟，乳哺匀调，气血充荫，肠胃固壮，即保其静善。"

7. 吸收道家之医药，瑕瑜相杂宜分辨

演山省翁颇受道家思想之影响，书中吸收较多道家医药之知识，瑕瑜相杂，临床运用时宜分辨。如其悟出"道副自然""医道通仙道，悟之入圣"（议明道），在《活幼口议》中有大量道家所留妙方，如蚵皮丸、七宝妙砂丹等。另在"议身体热"时，他指出："善调理者，循其法度，调而理之，法以度之。……法以父母各呵儿囟七遍，父先咒之曰：尔为吾儿，顺适其宜，我精我气，受夭弗迷，阴阳纲纪，圣力扶持，薄有违令，随呵愈之，急急如律令。母复呵咒之曰……次煎葱白玄参汤或五木汤，候温浴，立效。"这种治疗方法在孙思邈的《千金翼方》中早已有运用，均是来自道家的禁咒法。

方名索引

总 书 目

I

本　草

药征

药鉴

药镜

本草汇

本草便

法古录

食品集

上医本草

山居本草

长沙药解

本经经释

本经疏证

本草分经

本草正义

本草汇笺

本草汇纂

本草发明

本草发挥

本草约言

本草求原

本草明览

本草详节

本草洞诠

本草真诠

本草通玄

本草集要

本草辑要

本草纂要

识病捷法

药征续编

药性提要

药性纂要

药品化义

药理近考

炮炙全书

食物本草

见心斋药录

分类草药性

本经序疏要

本经续疏证

本草经解要

分部本草妙用

本草二十四品

本草经疏辑要

本草乘雅半偈

生草药性备要

芷园臆草题药

明刻食鉴本草

类经证治本草

神农本草经赞

艺林汇考饮食篇

本草纲目易知录

汤液本草经雅正

神农本草经会通

神农本草经校注

分类主治药性主治

新刊药性要略大全